AF502135

Formulaire thérapeutique

des

Maladies du Tube digestif

FORMULAIRE THÉRAPEUTIQUE

des

Maladies du Tube digestif

PAR

L. PRON

DEUXIÈME ÉDITION
REVUE ET AUGMENTÉE

Prix : 5 Fr.

PARIS
—
LIBRAIRIE MALOINE & FILS
27, Rue de l'Ecole-de-Médecine, 27
—
1920

DU MÊME AUTEUR

A LA LIBRAIRIE ROUSSET

Influence de l'Estomac sur l'Etat mental et les Fonctions psychiques, deuxième édition, 1904, un vol. in-18, 188 pages........................ 3 fr. »

La Neurasthénie, Pathogénie et Traitement, 1905, une broch. in-12, 88 pages........................ 1 fr. 50

Traité clinique des Maladies de l'Estomac, 1908, un vol. in-8, 417 pages........................ 12 fr. »

Entéro-côlite, Estomac et Système nerveux, 1910, un vol. in-12, 132 pages........................ 2 fr. 50

Examen et Séméiotique du Foie et du Pancréas, 1910, un vol. in-18, 178 pages........................ 3 fr. »

Exploration manuelle de l'Estomac, et en particulier sa Palpation directe et profonde, 1912, une broch. in-8, 90 pages avec 16 schémas........................ 2 fr. 50

A LA LIBRAIRIE MALOINE

Thérapeutique clinique des Maladies de l'Estomac et des Symptômes associés, 1914........................ (*Epuisé.*)

Formulaire de Thérapeutique clinique, 1914, deuxième édition, un vol. in-18, 544 pages, relié......... 6 fr. »

Le Traitement des Maladies de l'Estomac en clientèle (Collection Fiessinger), deuxième édition de : *La Pratique des Maladies de l'Estomac*, 1920, un vol. in-8, 300 pages........................ 7 fr. 50

Le Contenu stomacal à jeun, à l'état pathologique et les Catarrhes gastriques, deuxième édition, 1920, une broch. grand in-8, 68 pages........................ 5 fr. »

FORMULAIRE THÉRAPEUTIQUE

des

Maladies du Tube digestif

PAR

L. PRON

DEUXIÈME ÉDITION
REVUE ET AUGMENTÉE

Prix : 5 Fr.

PARIS

LIBRAIRIE MALOINE & FILS
27, Rue de l'Ecole-de-Médecine, 27

1920

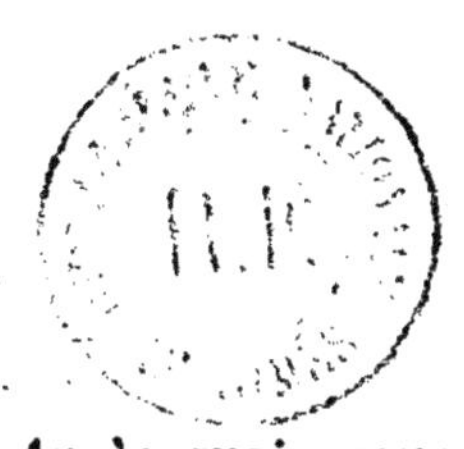

PRÉFACE

Après avoir consacré un certain nombre d'ouvrages isolés aux Maladies de l'Estomac, du Foie, du Pancréas et de l'Intestin — et, après avoir publié un Formulaire de Thérapeutique générale — je crois faire œuvre pratique, en offrant aux praticiens un **Résumé de Thérapeutique clinique des Affections de l'Appareil digestif tout entier.**

Au lieu de passer en revue, sans distinction de valeur, les divers médicaments, susceptibles d'être employés dans un état pathologique déterminé, je n'ai retenu que ceux qu'une expérience suffisante m'a montrés réellement efficaces. Ce qui pourra sembler une omission au lecteur est volontaire, de ma part.

Je n'ai pas cru devoir faire figurer ici l'angine diphtérique qui, pas plus que la fièvre typhoïde, n'est une affection du tube digestif.

Par contre, j'ai pensé bien faire en commençant ce petit volume par quelques pages consacrées à la réglementation des produits toxiques, celle-ci étant mal connue ou mal comprise souvent.

L. P.

AVERTISSEMENT DE LA DEUXIÈME ÉDITION

La première édition de ce travail, parue en juin dernier, a été rapidement épuisée.

Celle-ci comprend un certain nombre d'additions, soit sous forme d'articles neufs, tels que : **Anaphylaxie alimentaire, Avitaminose, Asthénie dyspeptique, Catarrhe muqueux gastrique, Ptose gastrique, Sédatifs hépatiques, Stimulants hépatiques,** *etc., soit sous forme de détails complémentaires, intercalés de ci de là.*

Le chapitre : **Dysenterie et complications** *a été complètement remanié. Il est dû à la plume autorisée du* **Dr Séguin**, *médecin-major de 1re classe des troupes coloniales, que je suis heureux de remercier ici.*

Les modifications et les améliorations que j'ai apportées au texte primitif seraient encore plus fournies, si certaines d'entre elles n'avaient été perdues, au cours d'un voyage — et de façon irrémédiable. Je m'en excuse auprès du lecteur, et j'ose espérer néanmoins que cette nouvelle édition aura, auprès de lui, le même succès que la précédente.

Alger, Mars 1920.

RÉGLEMENTATION DES SUBSTANCES TOXIQUES

(Loi du 12 Juillet 1916)

I

TABLEAU A

Ac. arsénieux et ac. arsénique. Acide cyanhydrique. Aconit. Aconitine et ses sels. Adrénaline. Apomorphine et ses sels. Arécoline et ses sels. Arséniates, arsénites et autres sels arsénieaux, même à l'usage de bains. Atropine et ses sels. Belladone *(feuilles, racines, poudre, extrait)* (1). Benzoate de mercure. Bichlorure de mercure. Biiodure de mercure. Bromoforme. Brucine et ses sels. Cantharide, Cantharidine. Chloroforme. Ciguë. Codéine et ses sels. Colchicine et ses sels. Colchique. Conine et ses sels. Coque du Levant. Curare et Curarine. Cyanures métalliques. Digitale. Digitaline. Duboisine et ses sels. Émétique. Ergot de Seigle. Ergotine et Ergotinine. Ésérine et ses sels. Fèves de Saint-Ignace. Gouttes amères de Baumé. Gouttes noires anglaises. Homatropine et ses sels. Huile de croton. Huile phosphorée. Hydrastine et Hydrastinine. Hyoscyamine et ses sels. Juniperus. Jusquiame. Laudanum de Sydenham. Laudanum de Rousseau. Liqueur de Fowler. Nicotine et ses sels. Nitrates de mercure. Nitroglycérine. Noix vomique. Oxydes de mercure. Pavot. Phosphore. Phosphure de calcium. Phosphure de zinc. Picrotoxine. Pilocarpine et ses sels. Rue. Sabine. Santonine. Scopolamine et ses sels. Stovaïne. Stramoine. Strophantine et ses sels. Strophantus. Strychnine et ses sels. Sulfures d'arsenic. Teinture d'opium. Vératrine et ses sels.

Les pharmaciens ne sont autorisés à délivrer les dites substances que sur présentation d'une ordonnance.

---

(1) La *teinture* figure au Tableau C.

Les ordonnances peuvent être renouvelées, à moins que leur signataire n'en ait mentionné l'interdiction.

Toutefois, ne peuvent être exécutées à nouveau, *à moins de demande de l'auteur de la prescription* :

1° Les ordonnances prescrivant lesdites substances, soit *en nature*, soit sous forme de solutions, destinées à des *injections sous-cutanées ;*

2° Les ordonnances prescrivant, sous forme de préparations destinées à être absorbées *par la voie stomacale, et quelle qu'en soit la dose*, les cyanures de mercure ou de potassium, l'aconitine ou ses sels, la digitaline, la strophantine, la vératrine ou ses sels ;

3° Les ordonnances prescrivant, sous forme de préparations destinées à être absorbées *par la voie stomacale, et à une dose supérieure à celle indiquée dans le Codex* comme dose maxima pour vingt-quatre heures, des substances du tableau A, autres que celles désignées au précédent paragraphe.

Exceptionnellement, les pharmaciens peuvent renouveler les ordonnances ne portant pas de mention spéciale et prescrivant en nature, le *laudanum ou la teinture de noix vomique*, mais à la condition que la dose n'excède pas *cinq grammes.*

II

TABLEAU B

Opium (1). Extrait d'opium. Morphine (1) et ses sels. Diacétylmorphine (Héroïne) et ses sels. Alcaloïdes de l'opium (*à l'exception de la codéine*), leurs sels et leurs dérivés (2). Cocaïne, ses sels et ses dérivés, Haschich et ses préparations.

---

(1) Le *sirop d'opium* et le *sirop de morphine* figurent au Tableau C.

(2) C'est-à-dire *pantopon, paréron*, et certaines spécialités, telles que le *sédol*, le *dial*, etc.

Il est interdit aux médecins de rédiger (1), et aux pharmaciens d'exécuter, des ordonnances prescrivant, *pour une période supérieure à sept jours*, les substances du tableau B (à n'importe quelle dose).

Il est interdit aux pharmaciens de renouveler aucune ordonnance, à moins qu'il ne s'agisse d'une préparation, ne contenant pas plus de douze centigr. d'extrait d'opium, ou de trois centigr. de morphine, d'héroïne ou de cocaïne, et destinée à être absorbée *par la voie buccale* — ou de poudres composées, à base de cocaïne ou de ses sels et de ses dérivés, et renfermant ces substances dans une proportion inférieure au centième.

Les pharmaciens ne peuvent délivrer ces substances qu'à des praticiens domiciliés dans la commune ou dans les communes contiguës, lorsque celles-ci sont dépourvues d'officine — et encore, leur est-il interdit de les délivrer *en nature*.

III

TABLEAU C

Acétates de plomb cristallisés, et préparations qui les contiennent. Acétate (Sous-) de plomb liquide. Acide acétique cristallisable. Acide chlorhydrique. Acide chromique. Acide nitrique. Acide oxalique. Acide sulfurique. Acide sulfurique alcoolisé. (Eau de Rabel). Alcoolature d'aconit. Amidophénol. Ammoniaque. Amidorésorcine. Brome Calomel. Carbonate de plomb, et préparations qui le contiennent. Caustique au chlorure d'antimoine. Caustique au chlorure de zinc (Pâte de Canquoin). Caustique de potasse et de chaux (Poudre de Vienne). Chloral hydraté. Chlorure d'antimoine. Chlorure de zinc, et la solution du Codex. Composés organiques de l'arsenic. Crésylol et crésylate de soude. Diamidophénol. Diamidorésorcine. Eau distillée de laurier-

(1) L'ordonnance devra porter l'adresse du médecin et être signée lisiblement. Les quantités de médicaments devront être inscrites *en toutes lettres*.

cerise. Eau de cuivre. Essence de moutarde. Formaldéhyde (Formol). Huile de foie de morue phosphorée. Huile grise. Hydroquinone. Iode et teinture d'iode. Iodure de plomb. Lessives de potasse ou de soude. Liqueur de Van Swieten. Liqueur de Villate. Nitrate d'argent cristallisé ou fondu, et préparations qui le contiennent. Nitrate de plomb, et préparations qui le contiennent. Nitrite d'amyle. Nitroprussiates. Oxalates de potassium. Papier au sublimé. Pâtes phosphorées. Pelletiérine et ses sels. Phénol et phénates. Phénylène-diamine (méta et para), et préparations qui les contiennent. Pommade au sublimé corrosif. Pommades à l'oxyde de mercure. Potasse caustique. Précipité blanc. Protoiodure de mercure. Pyridine. Pyrogallol. Saccharine. Scille. Sirop d'aconit. Sirop de belladone. Sirop de Gibert. Sirop de digitale. *Sirop de morphine. Sirop d'opium.* Soluté de peptonate de mercure du Codex. Soude caustique. Sulfate de mercure. Sulfate de spartéine. Sulfate de zinc. Sulfate de mercure, et préparations qui le contiennent. Sulfocyanure de mercure. *Teinture de belladone.* Teinture de colchique. Teinture de digitale. Teinture de jusquiame. Tétrachlorure de carbone.

Aucune disposition particulière ne régit la délivrance des substances ci-dessus énumérées. Elles peuvent donc être remises au public sans ordonnance.

Il y a là une *contradiction flagrante* avec les instructions qui régissent les tableaux *A* et *B*, et, par suite, matière à nombreuses difficultés.

Les ordonnances, lorsqu'elles existent, sont évidemment toujours renouvelables.

MALADIES DE LA BOUCHE

ET

DU PHARYNX

Abcès amygdalien. — (Voir Angine suppurée).

Abcès rétro-pharyngien. — *Incision*, le plus tôt possible, avec un bistouri droit, dont on ne laisse libre qu'un cm. à un cm. et demi, le reste de la lame étant recouvert de diachylon. Agrandir, au besoin, l'incision à l'aide d'une sonde cannelée. Ensuite, faire des *lavages* à l'eau bouillie.

En cas de syncope au cours de l'opération, pratiquer la respiration artificielle.

Amygdales (Hypertrophie des). — Tenter un traitement interne *iodé* (insuffisant le plus souvent).

Amygdalectomie à froid ; l'âge n'entre pas en ligne de compte (G. Laurens) — ou mieux *morcellement*, qui a l'avantage de mieux mettre à l'abri des hémorragies.

Angine ou amygdalite simple aiguë (*Erythémateuse, pultacée, herpétique*). **—** Faire, par jour, cinq ou six grands lavages, avec un siphon d'*eau de Seltz*, auquel est adapté un tube de caoutchouc ; chaque lavage comporte 5 ou 6 coups de siphon, lâchés en quelques secondes. Il y aurait disparition rapide de la douleur (Baumgarten).

Applications chaudes au devant du cou.

A défaut de siphonage, faire des gargarismes avec une solution chaude de *salicylate de soude* ou de *chlorate de potasse* de 5 à 10 %, cinq ou six fois par jour.

En même temps, faire des badigeonnages avec du *jus de citron* ou avec :

Borate de soude	5 gr.
Salol	2 gr.
Glycérine	60 gr.

Angine chronique lymphatique. — Traitement général. Décoction de sommités de *sauge*, en gargarismes (Liégeois).

Angine gangréneuse. — Rare ; elle se voit au cours de certaines maladies infectieuses.

Avant tout, avoir recours aux toniques généraux : *alcool, quinquina* : 2 à 5 gr. d'extrait hydro-alcoolique, en potion, avec de la *cannelle* ; enfants : 0,20 cg. par année.

Lavages au *permanganate de potasse* à 0,50 ‰.

Si possible, toucher les parties sphacélées au galvano-cautère, pour en faciliter l'élimination.

Angine granuleuse.

Iode sublimé	1 gr.
Iodure de potassium	1 gr. 50
Laudanum de Sydenham	3 gr.
Glycérine	60 gr.

Pour badigeonnages, deux fois par semaine.

Le matin, faire des pulvérisations avec une eau sulfureuse (*Eaux-Bonnes, Challes, Enghien*, etc.).

Traitement général : *liqueur de Fowler* : 10 à 30 gouttes par jour, aux repas, pendant 10 jours. Alterner avec le *sirop iodotannique* : deux cuillerées à soupe par jour, au début des repas.

Angine pseudo-membraneuse. — Traitement général : potion classique au *quinquina*, à la *kola* et à la *cannelle*. Injections de *spartéine* (0,03 à 0,06 cg.) et de *sérum artificiel* ou *glucosé*.

Localement, badigeonnages au *jus de citron*, alternés avec :

Acide salicylique	2 gr.
Glycérine	45 c.c.

ou :

Glycérine	40 gr.
Résorcine	0.50 cg.
Eau	10 gr.
Citrate de soude (1)	2 gr.

(G. Rosenthal).

Comby et d'autres auteurs recommandent chaudement le siphonage à l'*eau de Seltz*, dans cette forme.

Angine ou amygdalite suppurée. — Applications chaudes au devant du cou. Pulvérisations ou fumigations avec :

Teinture d'eucalyptus	100 gr.
Menthol	2 gr.

Une cuillerée à café dans un petit bol d'eau bouillante.

Inciser l'abcès, dès qu'on aperçoit un point de fluctuation. Ensuite, gargarismes avec :

Salol	6 gr.
Menthol Thymol	ãã 1 gr.
Saccharine	0,60 cg.
Alcool à 90°	100 gr.

Deux cuillerées à café dans 100 *gr. d'eau chaude.*

Angine ulcéreuse de Vincent. — Faire une injection intra-fessière de 0,06 cg. d'*arsenic colloïdal*, à renouveler, au besoin, le surlendemain (Capitan). Sans aucun traitement local, la guérison bactériologique et clinique est obtenue généralement en 24 ou 48 heures.

Si l'on croit devoir attaquer la lésion amygdalienne directement, conseiller des lavages ou des gargarismes à la liqueur de Labarraque à 5 %, et faire deux badigeonnages quotidiens avec :

---

(1) Le citrate de soude aide à la dissolution des fausses-membranes, et d'une façon générale, nettoie les muqueuses, et permet de mieux atteindre le microbe.

Bleu de méthylène	6 gr.
Glycérine	10 gr.
Citrate de soude	2 gr.
Eau	10 gr.

(G. Rosenthal).

ou mieux des applications locales de *salvarsan*, à l'aide d'un tampon imbibé de glycérine.

Antisepsie buccale. — L'antisepsie chimique de la cavité buccale est impossible, ou très aléatoire. Les expériences *in vivo* de Méry et Girard ont montré le peu d'efficacité du *collargol* à 1 % et du *goménol* à 1/10 pour la désinfection du rhino-pharynx.

D'un autre côté, P. Robin a insisté sur l'importance du *nettoyage mécanique* de la bouche, obtenu par le brossage des dents, au lever et après les repas — et par le nettoyage des espaces interdentaires, au moyen d'un cure-dents et d'un fil. Ensuite, rinçage avec de l'eau ordinaire, qu'on pourra parfumer avec un élixir quelconque.

On aura le choix entre les préparations au *menthol*, à l'*acide thymique*, au *phénosalyl*, à la *saccharine*, au *chloral*, à la *résorcine*, au *permanganate de potasse*, au *borate de soude*, etc.

— Acide benzoïque	4 gr.
Teinture de quinquina Teinture de ratanhia	} ãã 10 gr.
Alcool à 95°	100 gr.
Essence de menthe	1 gr.

— Essence de cannelle de Ceylan Essence de girofle Acide thymique Saccharine	} ãã 0 gr. 25.
Essence de menthe	1 gr. 50.
Alcool à 90°	100 gr.

Ajoutez :

Teinture de ratanhia	2 gr. 50.

(Redier).

— Solution de permanganate de potasse à 1 0/0	100 gr.
Alcool de menthe	5 gr.

Une cuillerée à café pour un verre d'eau chaude.

On évitera celles au *salol*, au *sublimé*, à l'*acide salicylique* (action décalcifiante sur les dents), au *formol* qui est trop irritant.

Pendant les épidémies, P. Robin recommande les gargarismes et bains de bouche chauds, très fréquents, avec le *sérum* de Ringer, modifié par Netter.

Chl. de sodium	10 gr.
— calcium	0.30 cg.
— potassium	0.20 cg.
Bicarbonate de soude	0.10 cg.
Eau distillée	1.000 gr.

et Albert Robin, la formule suivante :

Naphtol β	0 gr. 25.
Perborate de soude	15 gr.
Eau distillée de menthe	200 gr.
Eau distillée	q. s. pour 1 litre.

Chez les enfants, surtout après la diphtérie, on fera deux ou trois seringages par jour, entre les gencives et la face interne des joues, avec de l'*eau oxygénée*, diluée au dixième.

D'une façon générale, on évitera les antiseptiques concentrés, qui sont nocifs pour tous les tissus et surtout pour les muqueuses.

Aphtes. — Surveiller le fonctionnement du tube digestif.

— Borate de soude	3 gr.
Glycérine	30 gr.

ou :

Salicylate de soude	10 gr.
Eau distillée	45 gr.
	(Hirtz).

Pour badigeonnages.

Attouchements avec de l'*eau oxygénée* à 12 vol. — ou avec du *jus de citron.* — Infusion forte de *prêle*, en applications externes contre les aphtes rebelles. (De Montmollin).

Brûlures.

Superficielles et larges.

Décoction de *graine de lin, guimauve, pavot,* pour gargarismes. Petits morceaux de glace à sucer.

Localisées.

Borate de soude	2 gr.
Chloral hydraté	1 gr.
Glycérine	40 gr.

ou :

Menthol	1 gr.
Goménol	10 gr.

Pour badigeonnages.

Dents.

Carie dentaire (*Pour prévenir la*). — Veiller à la santé générale, à la propreté de la bouche et à l'entretien des dents. Eviter les aliments ou boissons très chauds ou très froids, les fruits et les boissons acides. Se souvenir que les ferments lactiques favorisent la décalcification. Prendre des eaux bicarbonatées calciques, telles que *Pougues* et du bouillon de légumes. Reminéraliser l'organisme :

Carbonate de chaux	0,50 cg.
Phosphate tricalcique	0,20 cg.
Chlorure de sodium	0,15 cg.
Magnésie calcinée	0,05 cg.

Pour un cachet. Deux à quatre par jour, aux repas.

(Ferrier).

— Fluorure de calcium	0,075 milligr.
Phosphate de potasse	3 gr.
Phosphate de soude	5 gr.
Phosphate de magnésie	} ââ 10 gr
Phosphate bicalcique	
Citrate de soude	15 gr.
Lactose	q. s. p. 100 gr.

(Brissemoret).

Une cuillerée à café, au début de chacun des deux repas.

Carie dentaire (*Douleurs par*). — En attendant l'obturation, faire un pansement occlusif avec une boulette de coton hydrophile imbibée de :

Menthol	1 gr.
Chloroforme	} ââ 5 gr.
Laudanum de Sydenham	

ou :

Acide phénique	2 gr.
Camphre pulv.	} ââ 4 gr.
Alcool à 90°	
Chloroforme	
Ether	

Pour la destruction de la pulpe :

Acide arsénieux	0,20 cg.
Chlorhydrate de cocaïne	un gr.

Essence de girofle q. s. p. faire une pâte épaisse.

(Roy).

Dentition difficile.

Chez les enfants.

Bromure de potassium	3 gr.
Sirop de fleurs d'oranger	30 gr.

En application avec le doigt, à volonté, sur les gencives.

Pour calmer l'agitation et prévenir les complications nerveuses, donner des bains tièdes et la potion suivante :

Bromure de sodium	1 gr.
Antipyrine	0,50 cg.
Sirop de fleurs d'oranger	90 c.c.

Une ou deux cuillerées à café, le soir, au coucher.

Chez l'adulte.

Badigeonner, une ou deux fois par jour, les gencives avec :

Teinture d'iode	āā dix gr.
Teinture d'opium	

ou :

Hydrate de chloral	āā un gr.
Chl. de cocaïne	
Alcool à 60°	30 c.c.

DENTS SENSIBLES. — Attouchement au crayon de *nitrate d'argent.*

DOULEURS DENTAIRES

Par carie (Voir plus haut).

Par névralgie :

Pyramidon	āā 0,25 cg.
Aspirine	
Pavéron ou pantopon	cinq milligr.

Pour un cachet. Deux ou trois par jour.

PÉRIOSTITE ALVÉOLO-DENTAIRE.

Hydrate de chloral	30 gr.
Eau distillée	q. s. p. 250 c.c.

Une cuillerée à soupe dans un verre d'eau bouillie pour lavages de bouche, quatre à cinq fois par jour.

En même temps, babigeonnages locaux avec :

Teinture d'iode	āā 10 gr.
Teinture d'aconit	

PATES (*Pour blanchir les dents*).

Poudre de savon médicinal Carbonate de magnésie Phosphate de chaux Poudre d'iris	ââ 5 gr.
Essence de menthe	XV gouttes.
Carmin	q. s. p. colorer
Glycérine neutre	q. s.

ou :

Thymol	2 gr.
Borax	4 gr.
Extrait de ratanhia	5 gr.
Glycérine neutre Savon médicinal	q. s. p. pâte.

POUDRES.

Alcaline.

Carbonate de magnésie Carbonate de chaux	ââ 15 gr.
Résorcine	0,50 cg.
Carmin	0,15 cg.
Essence de géranium	V gouttes.

Acide.

Acide borique	10 gr.
Acide salicylique	3 gr.
Lactose	30 gr.
Chlorhyd. de quinine	1 gr.
Essence de menthe	XX gouttes.

Neutre.

Chlorate de potasse Poudre d'amidon	ââ 20 gr.
Saccharine Vanilline	ââ 0,10 cg.

TACHES (*Produites par les préparations ferrugineuses*). — Frot er légèrement, une seule fois, les dents jusqu'au collet, à l'aide d'une tige entourée d'ouate, et trempée dans de l'*acide chlorhydrique* fumant, dilué à moitié.

Faire ensuite usage, durant 15 jours, de la poudre suivante :

Craie lavée	10 gr.
Poudre d'iris	20 gr.
Chlorate de potasse	5 gr.
Essence de menthe — et carmin	q. s.

(Combes).

Dysphagie (Par laryngite tuberculeuse).— A coolisation bilatérale du laryngé supérieur ; l'anesthésie ainsi obtenue se maintient quelquefois plusieurs mois. Recommencer l'injection quand elle cesse.

Fétidité buccale. — Veiller au bon fonctionnement du tube digestif et à l'entretien des dents.

— Eau de laurier-cerise	200 gr.
Teinture de benjoin	100 gr.
Teinture de patchouli	50 gr.
Liqueur de Labarraque	30 gr.

Une cuillerée à soupe, trois fois par jour, dans un verre d'eau, pour gargarismes (Bull. gén. de Thérap.).

— Saccharine Bicarbonate de soude	ãã 1 gr.
Acide salicylique	4 gr.
Alcool	200 gr.

(Dujardin-Beaumetz).

Quelques gouttes dans un verre d'eau, pour gargarismes.

Gencives saignant facilement. — Faire des badigeonnages avec du *suc de feuilles de sauge* (Liégeois).

— Teinture de ratanhia Teinture de quinquina Glycérine Alcool à 90°	ãã 20 gr.

Pour badigeonnages.

Gingivites.

Gingivite des femmes enceintes. — Badigeonner légèrement le bord libre des gencives enflammées, avec un petit tampon d'ouate, imbibé de la solution :

Hydrate de chloral } ãã 10 gr.
Alcoolat de cochléaria }

ou frotter les gencives avec une brosse à dents demi-dure, trempée dans l'eau, puis dans la poudre suivante :

Poudre de ratanhia 10 gr.
Poudre de quinquina 30 gr.
Chlorate de potasse 70 gr.
(Pinard).

Gingivite aphteuse.

Salicylate de soude 100 gr.
Eau distillée pour 1 litre.

Pour lavages.

— Attouchements à *l'eau oxygénée* pure.

Gingivite banale. — Lavage de bouche avec une décoction de *pavot* et de *guimauve*, à laquelle on ajoute 40 gr. de *borate de soude*, ou 30 gr. de *chlorate de potasse* par litre.

— Extrait de ratanhia 5 gr.
Miel rosat 30 gr.

ou :

Borate de soude 5 gr.
Miel rosat 30 gr.

Pour badigeonnages.

Contre les douleurs :

Bromure de potassium 4 gr.
Antipyrine 2 gr.
Chl. de cocaïne cinquante cg.
Glycérine neutre 30 gr.

Pour badigeonnages.

Gingivite fongueuse. — Thermo-cautérisation.

— Nitrate d'argent 1 gr.
Eau distillée 30 gr.

En attouchements, deux fois par jour.

Gingivite tartarique. — Faire enlever le tartre. Ensuite, lavages avec une solution hydro-alcoolique de *thymol* à 1 p. 200, et badigeonnages à la *teinture d'iode.*

Gingivite ulcéreuse. — Badigeonnages avec une solution de *bleu de méthylène* saturé.

ou avec :

Acide chromique 4 gr.
Eau distillée 20 gr.

Appliquer, à l'aide d'un petit tampon d'ouate, enroulé à l'extrémité d'un morceau de bois.

Glossites. — Eviter toutes les causes d'irritation : tabac, alcool, etc., et soigner les dents.

Glossite aigue. — Affection bénigne, d'origine traumatique le plus souvent. — Se contenter de bains de bouche avec une décoction chaude de *pavot* et de *guimauve,* faite dans une solution de *borate de soude.*

Glossite suppurée. — Sucer de petits fragments de *glace.* Incision, dès qu'on perçoit de la fluctuation.

Glossite chronique. — Langue lisse (d'origine dyspeptique, cachectique ou infectieuse). — Bains de bouche alcalins : *bicarbonate de soude, borate de soude* à 30 ‰.

— Langue noire, fréquente dans les maladies du tube digestif. — Attouchements avec une solution alcoolique d'*acide salicylique* à 1 p. 10.

— Glossite exfoliatrice ou pityriasis lingual de Rayer. Se rencontre surtout dans la première enfance — Lavages alcalins. Attouchement, matin et soir.

avec :

Hyposulfite de soude	4 gr.
Gycérine . .	50 gr.
	(G. Lyon).

ou :

Acide lactique	} āā
Eau distillée	
	(de Molènes).

Glossite chronique. — Glossite syphilitique. — S'il s'agit d'une *gomme*, employer *l'iodure de potassium* : 2 à 5 gr.

S'il s'agit d'une *sclérose*, avoir recours au *mercure* en frictions : 4 gr. *d'onguent napolitain* par jour — ou en injections : 0,02 à 0,04 cg. de *biiodure* ou de *benzoate*..

Glossite tuberculeuse. — Applications quotidiennes de poudre de *bleu de méthylène* (Rénon et Géraudel).

Dans toutes les formes de glossite, le *jus de citron* (le jus fourni par un demi-fruit servant en attouchements pluriquotidiens, l'autre moitié du fruit, coupée en tranches minces, étant sucée par le malade) serait particulièrement efficace (G. Leven).

L'acide citrique ne donne jamais de résultats comparables.

Langue (Cancer de la). — L'extirpation, pratiquée le plus tôt possible, est le seul traitement actuellement efficace. L'opération se fera en un ou deux temps, selon les cas, et sous anesthésie locale, qui diminue beaucoup la mortalité.

L'électro-coagulation a fait faillite, et le *radium* ne saurait agir qu'à titre complémentaire (Sébileau).

Leucoplasie bucco-linguale. — Affection parasyphilitique, dans laquelle le traitement mercuriel (*calomel* ou *huile grise*) ou même le *novarsan* peuvent être employés. Par contre, l'*iodure* ne serait que de faible utilité.

Suppprimer toutes les causes d'irritation (tabac, alcool, mets épicés), et soigner les dents. *Eviter les caustiques concentrés* : acide chromique, salicylique, lactique, nitrate d'argent, teinture d'iode, qui sont trop irritants, et exposent aux dégénérescences.

Après un bain à l'eau de *guimauve*, bien assécher la bouche, et toucher, le matin, les plaques, pendant 20 jours, avec un tampon de coton hydrophile, imbibé de la solution :

Sulfate de cuivre	2 gr.
Eau distillée	āā 20 gr.
Glycérine neutre	

(Aviérinos)

Augmenter peu à peu la concentration jusqu'au double.

S'il y a des fissures et des excoriations, sécher, après le bain, avec un linge fin, et appliquer à l'aide d'un pinceau :

Acide chromique	0,30 cg.
Eau distillée	30 gr.

Se rincer ensuite la bouche.
Si la plaque est limitée, l'enlever au *thermocautère.*
Conseiller une saison à *Saint-Christau* (Basses-Pyrénées).

Muguet. — Soigner les troubles digestifs et l'état général. Bains de bouche à l'eau de *Vichy*, ou avec une solution de *bicarbonate de soude* à 20 ‰.

— Borate de soude	3 à 6 gr.
Glycérine	30 gr.

ou :

Bicarbonate de soude	5 gr.
Glycérine	30 gr.

En badigeonnages, quatre ou cinq fois par jour.

— Nitrate d'argent	1 gr.
Eau distillée	100 gr.

(Mayoud).

Un badigeonnage par jour.

Suçon boriqué, chez les petits enfants (Escherich). On prend un petit tampon de coton aseptique, qu'on imprègne de 0,20 cg d'acide borique finement pulvérisé et additionné d'une petite quantité de sucre pulvér. ; puis on le renferme dans un petit sac de soie ou de batiste stérilisé, et on l'introduit dans la bouche de l'enfant, qui d'ordinaire le garde volontiers, en le suçant dans l'intervalle des tétées, et parfois même pendant le sommeil.

HUTINEL conseille, dans les cas tenaces, deux lavages d'estomac par jour avec de l'eau de *Vichy*.

Noma. — (Voir STOMATITE GANGRÉNEUSE).

Paralysie du pharynx.

P. PÉRIPHÉRIQUE. — Faradisation.

P. CENTRALE. — Traitement inutile.

Paralysie du voile du palais. — Les courants faradiques faibles constituent le meilleur traitement. Il est avantageux de leur ajouter de la *strychnine*, en injections hypodermiques : un quart à un milligr. — ou, à défaut, la *teinture de noix vomique* : 2 gouttes par année, chez les enfants. L'action du *sérum antidiptérique* a été très discutée.

Pharyngites.

PH. AIGUE. — Applications chaudes au-devant du cou ; éviter les boissons ou les mets irritants, de même que le tabac.

Fumigations quatre ou cinq fois par jour avec :

Menthol	1 gr.
Baume du Pérou	10 gr.
Teinture d'eucalyptus	q. s. p. 90 c. c.

Une cuillerée à café pour un petit bol d'eau bouillante.

PH. CHRONIQUE. — Supprimer la cause (végétations, affection nasale, tabac, etc.), et modifier l'état général : l'arthritisme en particulier.

Gargarismes fréquents au *borate* ou *bicarbonate de soude* en solution à 5 %. Pulvérisations avec de l'eau de *Challes*, *Saint-Honoré*, *Eaux-Bonnes*, etc. Prendre à jeun un demi-verre de ces eaux.

Pendant la belle saison, cure à *Aix*, *Cauterets*, *Challes*, *Luchon*, etc. ; on conseillera le *Mont-Dore* et la *Bourboule* aux anémiques.

Dans la *forme granuleuse*, détruire les granulations au galvano-cautère.

Dans la *forme atrophique*, *brossage* de la muqueuse avec la solution suivante :

Iode	1 gr.
Menthol	0,20 cg.
Iodure de potassium	3 gr.
Eau distillée	40 gr.

Dans la *forme hypertrophique*, in ister sur les gargarismes alcalins, et faire des badigeonnages avec :

Borate de soude	5 gr.
Bicarb. de soude	8 gr.
Eau distillée	100 gr.

Le *Mont-Dore* est particulièrement indiqué.

Dans la PHARYNGITE TUBERCULEUSE, outre le traitement général, on essaiera, dans la période de début, des pulvérisations d'eau d'*Allevard* ou d'*Uriage*, puis des badigeonnages à l'*acide lactique* à 50 % — et, à la période finale, des *collutoires cocaïnés* et des piqûres de *morphine*.

L'*alcoolisation* des laryngés supérieurs donne souvent de bons résultats contre la dysphagie.

Stomatites.

ST. BANALE. — Lavages de bouche à l'eau *boriquée* ou *oxygénée* à 3 volumes.

ST. GANGRÉNEUSE (*Noma*). — Tonifier l'état général.

Faire des applications locales et prolongées d'*eau oxygénée* à 12 volumes, à l'aide d'un tampon d'ouate hydrophile. En outre, gargarismes avec de l'*eau oxygénée* à 6 volumes (GODET), ou au *chloral* à 1 %.

PAISSEAU conseille les applications de *sublimé* au dixième. Dans les cas graves, *thermo-cautérisation*.

ST. HYDRARGYRIQUE.

Chlorate de potasse	4 gr.
Eau distillée	60 gr.

Pour badigeonnages, plusieurs fois par jour.

A l'intérieur, donner par jour 2 à 6 gr. de *chlorate de potasse*, qui a l'avantage de s'éliminer par la salive :

Chlorate de potasse	**2 à 6 gr.**
Sirop de framboise	**30 gr.**
Eau distillée	**150 gr.**
	(Herpin).

A prendre dans la journée.

St. ulcéreuse et diabétique.

Alcoolature de cochléaria	**10 gr.**
Teinture de quinquina	**8 gr.**
Teinture de cachou	**4 gr.**
Teinture de benjoin	**2 gr.**
Eau de Botot	**200 gr.**
	(J. Simon)

Deux cuillerées à soupe dans un verre d'eau, pour gargarismes.

— Teinture d'iode	**8 gr.**
Tanin	**4 gr.**
Glycérine	**20 c. c.**
Eau de Botot	**q. s. p. 120 c. c.**

Une cuillerée à café dans un verre d'eau, pour gargarismes.

St. ulcéro-membraneuse.

Acide chromique **Eau distillée**	**} ââ 15 gr.**

Pour badigeonnages, une ou deux fois par jour, avec un tampon d'ouate légèrement imbibé. Faire rincer soigneusement la bouche, ensuite.

St. urémique. — Attouchements avec :

Acide salicylique	**6 gr.**
Glycérine	**60 gr.**
	(Barié)

Comme dans les glossites, le *jus de citron* serait particulièrement efficace dans toutes les formes de stomatite (G. Leven).

Syphilides buccales. — Outre le traitement général spécifique :

Sublimé	0,025 mg.
Chlorate de potasse	0,50 cg.
Gomme arab. pulv.	20 gr.
Sucre en poudre	5 gr.
Essence de menthe	q. s.

(Hallopeau).

Pour 50 pastilles. Cinq à dix par jour.

Tuberculose pharyngée. — (Voir Pharyngite tuberculeuse).

Végétations adénoïdes.

Traitement médical. — Irrigations à l'eau salée tiède à 7 0/00, à l'aide du siphon de Weber, matin et soir. Instillations d'un à deux c. c. d'*huile de vaseline mentholée* à 1/50, *résorcinée* à 1/25, ou *goménolée* à 1/20, à l'aide d'une seringue munie d'une canule nasale préalablement stérilisée.

Gymnastique respiratoire. — Faire, matin et soir, pendant cinq minutes, des respirations profondes, lentes, régulières, la bouche complètement fermée, les bras s'élevant pendant l'inspiration, s'abaissant pendant l'expiration. Cette manœuvre non seulement améliore la respiration nasale, mais encore la respiration pulmonaire.

Pescher a recommandé l'entraînement respiratoire, pratiqué par le *procédé de la bouteille* pleine d'eau, et renversée dans un récipient contenant un peu d'eau. Pour la vider, il faut insuffler, par le goulot, avec un tube de caoutchouc, un volume d'air égal à la capacité du récipient. En choisissant des bouteilles de capacités différentes et graduées, on a ainsi un moyen d'obtenir une gymnastique respiratoire progressive.

Traitement général. — En premier lieu, *alimentation largement réparatrice*, sans excès de viande. Séjour à la *campagne*, à la *mer*, à la *montagne* (700 à 1.000 mètres) : Vosges, Jura, Auvergne ; aux *stations hydrominérales sulfureuses* : Enghien,

Eaux-Bonnes, Uriage, Challes, Cauterets, Luchon — *sulfureuses arsenicales* : Saint-Honoré — *sulfureuses iodées* : Allevard — *arsenicales* : la Bourboule. Administrer des préparations iodées : *sirop de raifort iodé* ; 3 à 4 gr. par jour et par année d'âge ; *sirop iodotannique* : 2 gr. par jour et par année d'âge.

Sirop iodo-cachoutannique :

Extrait sec de cachou	80 gr.
Eau chaude, Q. S. pour former après dissolution et filtration	500 c. c.
Sucre en morceaux (dissoudre à froid)	700 gr.

Ajouter :

Iodé bisublimé	1 gr. 65
Alcool à 90°	30 c. c

(Kuss).

Compléter le volume à 1 litre.

Deux à six cuillerées à café par jour, dans un peu d'eau, à la fin des repas.

Traitement chirurgical. — A employer d'emblée, s'il y a des poussées d'adénoïdite ou d'otite ; il n'y a pas à tenir compte de l'âge.

MALADIES DE L'ŒSOPHAGE

Pratiquement, elles se bornent au *spasme* et à la *sténose cicatricielle* ou *cancéreuse*.

Spasme œsophagien.

SPASME ESSENTIEL. — Traitement médicamenteux antinerveux : *bromure de sodium*, 1 à 2 gr. par jour, aux repas — et hydrothérapie tiède.

Le spasme œsophagien peut être également la conséquence d'un réflexe, à point de départ gastrique, soit qu'il s'agisse d'une affection bénigne, soit d'un cancer.

Sténose œsophagienne.

STÉNOSE SYPHILITIQUE. — La plus fréquente. Comme elle se montre, en général, très tardivement, le traitement spécifique est insuffisant, et il faut arriver à la *gastrostomie*, pour permettre au malade de s'alimenter.

STÉNOSE CICATRICIELLE GRAVE. — Faire usage de la *bougie filiforme à demeure* qui, ici comme dans l'urètre, rend franchissables et dilatables, des sténoses, qui ne l'étaient pas. Le passage, sous endoscopie, de cette filiforme constitue la véritable clé des *sténoses cicatricielles, dites infranchissables et indilatables*. (GUISEZ).

Très rarement, on est obligé de recourir à des manœuvres plus complexes. *La gastrostomie* simple rend toujours franchissables, sous l'endoscope, des sténoses qui ne le sont pas. En laissant l'œsophage absolument au repos, elle fait tomber le principal obstacle, le spasme local, et permet le passage de la filiforme, que l'on peut trouver alors dans l'estomac et attirer au dehors, et qui va servir à *la dilatation sans fin caoutchoutée*, véritablement efficace dans les cas difficiles.

Il est toujours plus facile de franchir une sténose de haut en bas que de bas en haut, par manœuvres rétrogrades.

STÉNOSE CANCÉREUSE. — Aucun traitement à employer, sauf des applications de *radium*, à tenter sous le contrôle de l'œsophagoscopie.

STÉNOSE PAR COMPRESSION DE VOISINAGE (anévrysme de l'aorte, tumeur du médiastin). — Traitement causal.

MALADIES DE L'ESTOMAC

Achlorhydrie. — Affection quelquefois indépendante complètement du cancer.

Régime carné et épicé, mais modérément.

Au début des repas, prendre dans un demi-verre d'eau, 10 gouttes d'*acide chlorhydrique*. A la fin, prendre un ou deux des cachets suivants :

Pepsine en paillettes	ãã 0,50 cg.
Acide citrique pulv.	

(Carnot).

Au lieu d'acide chlorhydrique, on peut se servir de *chlorure d'ammonium*, en solution, à raison de 0,50 cg. par cuillerée à soupe, au début des repas. Ce sel, qui fournit un élément à la production d'acide chlorhydrique, agit, en outre, comme antiseptique.

Achylie. — Affection rare.

L'incontinence du pylore, consécutive au manque de contact acide avec sa muqueuse, entraine le plus souvent de la diarrhée et une augmentation de l'appétit.

Même traitement, en remplaçant l'acide chlorhydrique par une ou deux cuillerées à soupe de *suc de chien* ou *de porc* (Produits spécialisés).

Aérophagie. — Toute personne qui a des renvois fréquents, isolés ou en salves, *inodores*, est aérophage.

Deux variétés, tout à fait distinctes.

Aérophagie, tic nerveux. — On la rencontre chez des sujets, jeunes ou âgés, doués d'un bon état général, se plaignant uniquement de renvois, accompagnés ou non de rejet d'aliments et de ballonnement. L'examen physique ne fait rien découvrir d'autre que du tympanisme gastrique ou gastro-abdominal, et de l'hyperesthésie du plexus solaire.

La thérapeutique doit être anti-nerveuse, et rien de plus.

On supprimera toute cause de fatigue soit physique, soit cérébrale ; on prescrira l'*hydrothérapie tiède*, et comme médicaments : la *jusquiame*, à raison de dix gouttes de teinture au début de chacun des deux repas, et le *bromure de sodium*, à raison de 1 à 2 grammes par jour, entre les repas — ou le *bromure de codéine* : 0,04 cg. par jour en pilules, sirop ou injections hypodermiques.

Pour diminuer la facilité de la déglutition à vide, on conseillera de maintenir en permanence les arcades dentaires écartées, au moyen d'un morceau de crayon.

Lorsque l'aérophagie est prononcée, au point d'amener quelque symptôme grave : dyspnée, pseudo-angine de poitrine, etc., dû à la compression de la pointe du cœur par le dôme stomacal surélevé, ce qui se produit surtout dans le décubitus, on mettra le malade en *position genu-pectorale*; de la sorte, le cardia s'ouvre plus facilement, et l'air sous-tension peut s'échapper de la cavité stomacale. Dans les cas urgents, évacuer le contenu gazeux de l'estomac, au moyen d'une *sonde gastrique*.

Aérophagie dyspeptique. — Cette variété est plus fréquente que la précédente. Elle est due à un réflexe sur les glandes salivaires, qui prend son origine dans la muqueuse gastrique irritée. Souvent, au lieu de cracher sa salive, le malade l'avale : c'est la *sialoaérophagie* de Hayem.

Au traitement de la gastropathie originelle, qui devra comprendre la *belladone* (10 gouttes de teinture, avant chaque repas), comme anexosmotique, on ajoutera le crayon interdentaire et une potion bismuthée, pour diminuer le flux salivaire. Il n'y a pas à craindre de constipation consécutive.

Carb. de bismuth	6 gr.
Eau gommeuse	180 c. c.

Une cuillerée à soupe vers 9 et 11 h. du matin, et 3 et 6 h. du soir.

Anaphylaxie alimentaire. — Absorber, une heure avant le repas, quelques centigr. de l'aliment incriminé — ou un cachet de 0,50 de *peptone sèche*.

Chez les nourrissons, qui ne supportent pas le lait, Weill a employé avec succès la *vaccination lactée*.

L'injection sous-cutanée de lait (5 à 10 c.c.) est pratiquée de préférence dans la région abdominale, au niveau des flancs. Elle détermine un noyau de tuméfaction accompagnée parfois de réaction inflammatoire des parties voisines.

L'injection de lait humain est presque toujours apyrétique ; celle de lait de vache provoque une élévation thermique de quelques heures.

Le lait humain peut être employé cru, bouilli ou chauffé à 110°, la chaleur ne modifiant pas les propriétés immunisantes du lait.

Le lait de vache devra être bouilli ou chauffé à 110° pendant vingt minutes. Toutes ces manipulations, en particulier la cueillette du lait humain employé cru, doivent être pratiquées dans des conditions rigoureuses d'asepsie.

Si l'amélioration ne paraît pas suffisante, on fera une seconde ou une troisième injection avec des intervalles de deux jours.

Variot n'aurait retiré aucun avantage de cette méthode.

Anorexie. — C'est là un symptôme souvent plus apparent que réel. L'anorexie franche se rencontre beaucoup moins fréquemment que la rapide satisfaction d'un appétit normal, ou même exagéré.

Un grand nombre d'hyperchlorhydriques ou d'hypersécréteurs continus, ayant en même temps de l'atonie gastrique et une évacuation très retardée, on sera prudent dans l'administration des remèdes nettement excitants, tels que la *teinture de noix vomique* ou de *Baumé*.

On réservera ces médicaments à l'*hypochlorhydrie franche* : 10 gouttes de l'une, cinq gouttes de l'autre.

On pourra également avoir recours aux alcalins à faible dose : 0,50 de *bicarb. de soude*, une demi-heure avant les repas, ou un demi-verre d'*eau de Vichy froide*, peu importe la source, quand le traitement est fait en dehors de la station.

D'une façon générale, dans n'importe quelle anorexie, on obtiendra un résultat, et on ne courra aucune chance d'erreur, en s'adressant à la *teinture de colombo*, de *condurango* ou de *gentiane*, à raison de 15 à 20 gouttes, dans un peu d'eau, un quart d'heure avant les repas — ou à la solution suivante :

Sulfate de soude sec Phosphate de soude sec Bromure de sodium	} ãã 2 gr. 50
Eau distillée	250 gr.

Une cuillerée à soupe un quart d'heure avant les repas.

Chez les gastropathes à évacuation lente, on donnera, une heure avant les repas, un demi-verre de la solution suivante chaude, qu'on fera suivre d'un léger massage et d'une demi-heure de décubitus. (HAYEM).

Chlorure de sodium Chlorure de magnésium crist.	} ãã 2 gr. 50
Bicarbonate de soude	2 gr.
Eau distillée	1 litre.

Dans nombre de cas, l'indication se réduit à hâter le transit stomacal, de façon que l'organe soit libre au moment du repas. (Voir EXCITO-MOTEURS GASTRIQUES.)

Asthénie dyspeptique. — Veiller d'abord à ce que le malade prenne un repos et une alimentation suffisants, et que cette dernière se compose de mets fournissant une valeur énergétique maxima sous un volume petit ou moyen (œufs, pâtes, riz, poisson, viande — ou *jus de viande crue*, quand la viande en nature n'est pas permise — entremets, fromage, etc.).

Eviter radicalement tous les vins pharmaceutiques, dits fortifiants, ainsi que les préparations ferrugineuses, qui sont le plus souvent mal tolérées par l'estomac ou l'intestin.

Administrer les *sels de chaux* (dans le but de diminuer les déperditions calciques, dont souffrent presque tous les gastropathes) sous la forme de décoctions végétales, ou de potages au gruau d'avoine, à l'orge et à la farine de blé — et de *chlorure de calcium* : 0,50 cgr. par jour, en solution, au début des repas. Le *carbonate* et le *phosphate de chaux*, qui entrent couramment dans les poudres à usage exclusivement stomacal, n'agissent que peu, à titre de médicaments calcifiants.

Les préparations phosphorées, outre leur action névrosthénique et stimulante sur les fonctions vitales, favorisent la fixation de la chaux dans l'organisme.

Chez les hypochlorhydriques on prescrira :

Acide phosphorique officinal Phosphate de soude	} ãã 5 gr.
Eau distillée	300 gr.

Une cuillerée à soupe (soit 0,25 cg. de chaque médicament) au début des deux principaux repas.

Les *glycérophosphates de chaux, de magnésie*, plus assimilables que les phosphates minéraux, seront prescrits indistinctement chez tous les malades, en cachets ou en solution, au milieu ou à la fin du repas, à la dose de 0 gr. 30 à 1 gramme : le *glycérophosphate de fer* à la dose de 0,05 à 0,10 cgr. Le *glycérophosphate de soude* ne saurait l'être qu'en solution.

D'une façon générale, rien ne vaut la *médication hypodermique*. Elle a l'avantage d'agir beaucoup plus vite, et beaucoup plus sûrement, puisque les médicaments arrivent en nature dans l'organisme, sans avoir à subir l'action plus ou moins modificatrice des sucs digestifs ; surtout, elle ne risque pas d'avoir une action fâcheuse sur le tube gastro-intestinal.

On peut employer le *cacodylate de soude* seul, selon le mode habituel — ou le *glycérophosphate de soude* :

Glycérophosphate de soude	2 gr.
Eau stérilisée	20 c. c.

Deux c. c. par jour.

On obtient également de bons résultats avec les divers sérums salins, employés *à dose faible* : 5 à 10 c. c. par jour — surtout le *sérum* de Locke :

Chlorure de sodium pur	0,60 cg.
Bicarbonate de chaux	0,01 cg.
Chlorure de calcium	0,01 cg.
Chlorure de potassium	0,07 cg.
Eau distillée et stérilisée	100 c. c.

Chez les sujets particulièrement touchés, et chez les dyspeptiques prétuberculeux, dont l'organisme a besoin d'un coup de fouet, en même temps que d'un reconstituant, on associera certains des médicaments précédents :

Cacodylate de soude	0,05 cg.
Glycérophosphate de soude	0,10 cg.
Sulfate de strychnine	0,001 mg.
Eau distillée stérilisée	1 gr.

Pour une ampoule par jour, par période de dix jours.

On évitera toutefois les sels arsenicaux, chez les sujets à foie insuffisant — et la strychnine, chez les nerveux excitables, dont elle augmenterait l'insomnie.

Dans les périodes intercalaires, on s'adressera aux sels de *vanadium*, qui sont des oxydants énergiques et des stimulants (non excitants) du système nerveux en même temps que du foie.

Dans l'inertie mentale et organique, accompagnant les états dyspeptiques, Lœper et Wagner conseillent :

Camphre	0,10 à 0,20 cg.
Phosphore	1/2 à un milligr.
Huile stérilisée	1 c. c.

Une injection par jour, pendant une douzaine de jours.

Cancer. — La *gastrectomie subtotale*, si elle peut être faite à temps, est le seul traitement efficace.

Dans le cas où le diagnostic est trop tardif, se borner à une *gastro-entérostomie*. Quelquefois, la simple *laparotomie exploratrice* est suivie d'une amélioration de longue durée. Faite sous anesthésie locale, la laparotomie est absolument bénigne, et devrait être pratiquée très fréquemment ; elle permet la libération d'une partie des adhérences. Elle pourra être mise à profit pour l'application de *radium*.

Pour les symptômes importants, voir les alinéas correspondants : Douleur, Anorexie, etc.

Catarrhe acide. — Affection extrêmement fréquente, qui comprend les trois quarts des gastropathies, rencontrées par le médecin — mais qui affecte rarement la symptomatologie bruyante qu'on lui prête dans les livres. *Le plus souvent, elle a l'allure de la simple hyperchlorhydrie.* Le diagnostic ne peut se faire avec certitude que par le tubage à jeun, suivi d'une analyse.

Même régime alimentaire que dans l'hyperchlorhydrie, sauf dans le cas où il y a douleurs vives quotidiennes et vomissements.

Dans ce cas : à 7 heures du matin, 250 grammes de lait chaud, — ou bouillie aux farines d'orge, d'avoine, de froment, de maïs, — ou potage au lait avec semoule, vermicelle, etc., et jaune d'œuf.

A 11 heures, légumes secs en purée : pois, lentilles, haricots, pommes de terre, assaisonnés avec très peu de beurre au moment de servir. Un ou deux œufs à la coque. Crèmes, sauf celle au chocolat, œufs à la neige, soufflés, biscuits secs, petits gâteaux secs (palmers, petit-beurre, etc.). Remplacer le pain par des breakfasts.

A 4 heures, 200 grammes de lait chaud, sucré, coupé d'eau minérale indifférente.

Le soir, potage au lait ou bouillie aux farines comme le matin. Œufs à la coque.

Comme boisson, un verre d'eau ou infusion chaude.

Ou bien, le régime se réduit à quatre potages par jour, faits chacun avec un demi-litre de lait réduit (ou du bouillon de légumes), de petites pâtes et un jaune d'œuf — et séparés par un intervalle de quatre heures. Chez les sujets particulièrement affaiblis ou suspects de tuberculose, y joindre du *jus de viande*, obtenu à la presse.

Entre les repas, au moment des fringales, l'on ne permettra qu'un œuf à la coque sans pain — ou une tasse à café de lait, ou de café au lait — ou quelques biscuits ; souvent même, les fringales cèdent à l'ingestion d'une cuillerée à café de poudre alcalino-terreuse, ou de pastilles bismuthées. En tout cas, elles disparaissent rapidement, sous l'action d'un traitement adéquat.

Pour supprimer ou atténuer les inconvénients du contact prolongé du liquide acide avec la muqueuse gastrique, le malade prendra, dans la nuit en cas de réveil ou le matin, à jeun, un *blanc d'œuf* délayé dans un demi-verre d'eau, sucrée ou non, ou une tasse à café d'infusion, dans laquelle on dissoudra 1 à 2 gr. de *gélatine* en feuilles.

Comme médicaments proprement dits, il n'y a qu'à renforcer la thérapeutique de l'hyperchlorhydrie simple.

Avant chacun des *trois* repas, prendre dans un tiers de verre d'eau, 20 gouttes du mélange :

Teinture de belladone	áá 10 c. c.
— jusquiame	

et une cuillerée à café de

Carbonate de bismuth	30 gr.
Magnésie lourde	áá 20 gr.
Phosphate tricalcique	

ou de *carbonate de bismuth* (1) seul, le tout mélangé.

Si les douleurs sont régulières et subaiguës, remplacer les gouttes par une cuillerée à café du sirop suivant :

Teinture de belladone	3 gr.
— jusquiame	5 gr.
Sirop de codéine	q. s. p. 120 c. c.

et prescrire l'infusion gélatinée, une heure avant les deux repas principaux.

L'estomac étant généralement très sensible à la pression, on emploiera des *badigeonnages iodés* quotidiens. (Voir l'alinéa DOULEURS.)

Le même genre de vie et d'hydrothérapie que dans l'hyperchlorhydrie simple sera employé ici.

Dans l'hypersécrétion continue avec dilatation et atonie, qui simule quelquefois l'hyperchlorhydrie, parce que *cliniquement* le trouble moteur ou statique dépasse l'anomalie chimique, voir ATONIE AVEC HYPERSÉCRÉTION.

---

(1) Ou mieux : de *sous-nitrate* du Codex de 1884. Le sous-nitrate du Codex de 1908 est nocif pour l'estomac malade, en raison de sa haute teneur en acide nitrique (21 %).

Catarrhe muqueux. — Le catarrhe muqueux pur (c'est-à-dire l'anomalie consistant en une sécrétion continue de mucus par la muqueuse gastrique — et qui ne peut se diagnostiquer que par l'analyse du contenu stomacal de jeûne) relève de causes diverses : déséquilibre abdominal, phase alternante du catarrhe acide, etc...

On tentera de fluidifier le mucus et de faciliter son évacuation dans l'intestin par l'administration d'eau alcaline tiède, à jeun (*Vichy, Vals*, etc.) — ou de 2 gr. de *citrate de soude* dissous dans un demi-verre d'eau ordinaire chaude.

La *belladone*, diminuant toutes les sécrétions, sera conseillée, jointe aux *amers*, au début des repas.

Avant tout, on se laissera — à part la médication alcaline du matin, qu'on maintiendra — guider par le symptôme dominant : lourdeur, douleur, etc.

Dans le régime alimentaire, on évitera les graisses, les fritures et les purées ; on insistera sur les aliments susceptibles d'exercer une action détersive sur la muqueuse : croûte de pain, légumes verts, viande, poisson, fruits, épices à dose modérée.

En cas de déséquilibre abdominal, on s'efforcera de maintenir le ou les organes ptosés, au moyen d'une sangle, munie ou non de pelotes ou d'un coussin.

L'hydrothérapie tiède sera conseillée aux nerveux, de même que les antispasmodiques usuels : *bromure, valériane*, etc.

Dilatation.

Dilatation aiguë. — Elle apparaît, en général, le lendemain ou le surlendemain d'une intervention portant sur l'abdomen ; on l'a signalée dans certaines maladies générales.

Préventivement, inviter l'opéré à avaler, le moins souvent possible, sa salive, pour éviter l'aérophagie qu'on a fortement mise en cause, comme point de départ.

Une fois l'affection constituée, évacuer l'estomac au moyen du tube de Faucher, et faire suivre d'un lavage. Mettre ensuite le malade en *position de Trendelenburg*, qui supprime le tiraillement et l'occlusion du duodénum par la masse gastro-intestinale — ou mieux en *position genu-pectorale*, qui agit de même, en ayant en plus le grand avantage de déplacer le liquide, et de lui permettre, ainsi qu'à l'air sous tension, de sortir par le cardia.

La seconde partie du traitement consistera en injections de *sérum artificiel* ou *glucosé*, et en piqûres d'*huile camphrée* et de *caféine*.

Dilatation chronique. — C'est là un simple symptôme, et non une entité morbide, qui est dû à des causes très différentes.

Dilatation par sténose pylorique. — Lorsque la sténose n'est qu'au début, la dilatation peut être combattue par des *lavages*, qu'on fera de préférence à jeun, soit à l'eau ordinaire tiède, soit à l'*eau bicarbonatée* à 20 ‰ ; les antiseptiques semblent inutiles.

Lorsque la sténose est nettement constituée, l'intervention chirurgicale (*gastro-entérostomie* seule, ou accompagnée d'exclusion du pylore ou de la gastrectomie partielle) peut seule modifier la dilatation.

Dilatation par compression de voisinage. — Rare. — Traitement variable selon la cause.

Dilatation par atonie générale. — Tous les muscles, celui de l'estomac comme ceux des membres, sont flasques ; les tissus sont en hypotension.

Eviter les aliments liquides et les plats volumineux. User surtout de viande, de légumes verts, de pâtes et d'œufs, avec fruits.

Hydrothérapie froide ou douches écossaises.

Massage général. Massage de l'estomac, loin des repas. *Gymnastique* suédoise.

Comme tonique général et stomacal, employer la formule classique :

Cacodylate de soude (ou arrhénal)	0,05 cg.
Glycéroph. de soude	0,10 cg.
Sulfate de strychnine	un milligr.
Eau dist. stérilisée	un c. c.

Pour une ampoule. En injecter une par jour, pendant dix jours.

Dilatation par vieille hypochlorhydrie. — Même traitement. Repos pendant une heure, après les repas, et une demi-heure avant, de façon à faciliter l'évacuation de l'estomac.

En plus, appliquer une sangle pour éviter la descente de l'organe — et donner, comme apéritif et excito-moteur, 20 gouttes du mélange suivant, quelques minutes avant les repas :

Teinture de noix vomique	5 c. c.
— colombo	10 c. c.

Le matin, à jeun, donner un verre de la solution suivante, tiède :

Chlorure de sodium Chlorure de magnésium crist.	} ãã 2 gr. 50.
Bicarb. de soude	2 gr.
Eau distillée	1 litre.

ou :

Chlor. de sodium — de magnésium crist.	} ãã 2 gr. 50.
Sulfate de soude	2 à 5 gr.
Eau distillée	1 litre.

(Hayem).

Dilatation par vieille hyperchlorhydrie ou par catarrhe acide. — (Voir ces mots.)

Douleurs gastriques. — Faire d'abord le *traitement causal*: ptose, affection hépatique retentissant sur l'estomac, hyperchlorhydrie, etc...

Douleurs sourdes et continues. — Application de pointes de feu, à répéter au bout d'une semaine, au besoin.
Compresses alcooliques ou à l'eau sédative diluée.

Douleurs subaiguës. — Applications chaudes sur l'estomac après les repas.
Badigeonnage quotidien, de préférence le matin, avec :

Menthol Gaïacol	} ãã 1 gr.
Teinture d'iode	15 gr.

ou :

Teinture d'iode Teinture d'opium	} ãã dix gr.

ou, selon la formule de Chassevant, qui est peu irritante :

Iode sublimé	1 gr.
Chloroforme	15 gr.

Emplâtre d'extrait thébaïque (Codex) à deux ou trois gr. d'extrait ; 10 × 8. A laisser une semaine en place.

Douleurs aiguës, survenant par crises. — Faire des applications chaudes et prendre, dans un peu de liquide chaud, un des paquets suivants :

Pavéron ou pantopon	un à deux cg.
Bicarb. de soude	1 gr.
Carb. de bismuth	2 gr.

Pour un paquet. Un à trois (ou deux à six) en 24 heures.

S'il s'agit d'une crise nerveuse à localisation gastrique, ce qui est rare, administrer 0,30 cg. à 1 gr. de *valérianate d'amyle*, en potion ou mieux en capsules — ou 1 ou 2 gr. de *bromure de sodium*, en solution. Au besoin, une injection de cinq milligr. de *morphine*, ou de préférence de 0,02 cg. de *bromure de codéine.*

Dyspepsie nerveuse. — (Voir Névrose gastrique).

Embarras gastrique. — Repos et diète : bouillon de légumes. Eviter la purgation habituelle, qui a souvent plus d'inconvénients que d'avantages ; se contenter d'un léger laxatif : une demi à une cuillerée à café de *sulfate de soude*, dans un demi-verre d'eau de *Vichy* chaude.

Excito-moteurs gastriques. — Groupe de médicaments ou d'agents, hâtant le transit, et indiqués chez les trois quarts des gastropathes.

Atonie simple ou avec hypochlorhydrie. — Hydrothérapie froide en jet brisé ; 10 à 20°, pendant vingt à trente secondes.

Massage excitant : tapotements, percussions, hachures.

Alcalins : une demi-heure avant, et pendant les repas : 0,50 cg. à 1 gr. de *bicarbonate* ou de *citrate de soude.*

Adrénaline : 10 gouttes de la solution au millième, dans un peu d'eau, une heure avant les repas. Action plus marquée, si on emploie le médicament par la voie hypodermique. Cette action est triple : activation du transit, augmentation de la sécrétion et rehaussement de la pression sanguine.

Amers : surtout la *noix vomique* (0,02 à 0,04 cg. de poudre ou X gouttes de teinture) et la *fève de Saint-Ignace*, qu'on donnera ici plutôt pendant ou après le repas, et non avant.

Solutions de HAYEM, indiquées précédemment.

Infusion de *maté* à 4 %, après le repas.

L'association suivante réussit assez bien contre la lourdeur post-prandiale :

Chl. de quinine	0,10 cg.
Poudre d'ergot	0,15 cg.
Sulfate de potasse Nitrate —	āā 0,05 cg.
Quassine amorphe	0,01 cg.

Pour un cachet. Un à la fin des repas.

La solution trisodique, dont il a été déjà question, et qui est rappelée plus loin, réussit souvent également.

ATONIE AVEC HYPERSÉCRÉTION. — Etat extrêmement fréquent, dans lequel les symptômes d'atonie dépassent souvent cliniquement ceux du trouble chimique. Ne pas oublier que la plupart des vieux gastropathes sont des hypersécréteurs continus, même s'ils n'ont pas de symptomatologie bruyante.

Eviter toute thérapeutique excitante pour la sécrétion, c'est-à-dire l'hydrothérapie froide, la noix vomique, etc.

Loin des repas, c'est-à-dire vers 5 heures du soir, recommander au malade de s'allonger pendant une demi-heure, après avoir pris une tasse d'infusion ou mieux un demi-verre de la solution chaude de Hayem (1) :

Chl. de sodium Chl. de magnésium crist.	āā 2 gr. 50
Sulfate de soude	2 à 5 gr.
Eau distillée	1 litre.

(1) La grande dilution des sels qui la composent, et la température de 40° environ à laquelle cette solution doit être prise, empêchent toute action marquée excito-sécrétoire.

Faire de grands mouvements respiratoires, destinés à pratiquer une sorte d'auto-massage.

Employer la *manœuvre* de CHILAIDITI. Suspendant complètement la respiration, et la bouche étant fermée après une expiration profonde, le malade contracte aussi fortement qu'il le peut ses muscles abdominaux, et rentre son ventre, en cherchant à l'appliquer contre la colonne vertébrale. Dans la position debout, cette manœuvre peut remonter le fond de l'estomac de 22 centimètres ; en position couchée, l'ascension doit être encore plus facile ; répéter l'exercice vingt à trente fois, avec des pauses, loin des repas, comme précédemment.

Pendant le décubitus tardif, on peut avec avantage faire un vrai massage de l'estomac, mais léger.

J'emploie souvent le *tapotement* avec l'extrémité des doigts : frapper deux fois par seconde le rebord costal gauche, pendant une à deux minutes. Il y a action réflexe sur l'estomac. C'est la méthode d'Abrams, appliquée à cet organe ; mais, là elle agit.

On peut alterner ces divers moyens physiques, et leur ajouter la *compresse échauffante*, le soir au coucher, à garder la nuit entière (compresse épaisse trempée dans l'eau *froide*, appliquée sur la région sus-ombilicale, et recouverte de taffetas, d'ouate, puis d'un bandage quelconque).

Le *colombo*, le *condurango*, la *belladone* (tout à fait indiquée ici) seront employés, au début des repas, à raison de 20 gouttes des premiers et de 10 gouttes de la seconde, en teinture ; il ne faut pas oublier que la belladone jouit d'un certain pouvoir auxilio-contractile, quoique classiquement on voie en elle uniquement un antispasmodique.

Au point de vue médicamenteux, nous retombons dans le traitement fondamental, qui sera exposé plus loin.

Fermentations.

PAR STÉNOSE DU PYLORE. — Il n'y a pas de moyens de lutter contre les fermentations qu'elle entraine. Tout au plus, le *lavage d'estomac* pratiqué, le matin à jeun, avec une solution d'*acide borique* à 30 °/oo, d'*acide salicylique* à 1 °/oo, de *résorcine* à 20 °/oo ou simplement de *bicarbonate de soude* à 15 °/oo, peut-il amener un soulagement passager et trompeur.

Par évacuation retardée (*d'origine atonique ou spasmodique*). — Outre le traitement fondamental :

Contre les *fermentations lactiques* :

Fluorure d'ammonium	1 gr.
Eau distillée	300 gr.

Une cuillerée à soupe, soit 0,05 *cg., à la fin des repas.*

ou :

Fluorure de calcium	0,02 cg.
Lactose	0,50 cg.

Pour un cachet, après chaque repas.

Contre les *fermentations butyriques* :

Erythrol	0,05 cg.
Lactose	0,50 cg.

Pour un cachet, après chaque repas.

Comme, d'une part, les fermentations ou les gaz intestinaux abondants sont fréquents, et que, d'autre part, il y a toujours avantage à simplifier les médications, il vaut mieux fusionner le traitement anti-gazeux et le traitement fondamental de la dyspepsie en jeu. Par exemple, dans l'*atonie gastrique simple*, on prescrira :

Erythrol	0,05 cg.
Peroxyde de magnésie (1)	0,20 cg.
Quassine amorphe	0,01 cg.
Sulfate de potasse	àà 0,05 cg.
Nitrate de potasse	
Poudre de noix vomique	0,02 cg.

et, dans l'hyperchlorhydrie avec douleurs :

Poudre de belladone	0,02 cg.
Erythrol	0,05 cg.
Peroxyde de magnésie	0,20 cg.
Codéine	0,02 cg.

Pour un cachet, à la fin de chaque repas.

(1) Ce médicament qu'on conseille de prendre une heure avant les repas, agit très bien, pris après.

L'érythrol m'a semblé, cliniquement, agir contre les fermentations gastriques envisagées globalement, lorsqu'on lui adjoint le peroxyde de magnésie.

Le *bromure de strontium* était conseillé par G. Sée, contre les fermentations acétique et lactique ; on l'essaiera chez les nerveux.

Flatulence. — Terme mal défini, qui se confond le plus souvent avec l'aérophagie, d'autres fois avec les fermentations, et qui, dans certains cas, correspond à un état spécial.

Contre cet état spécial, la solution trisodique donne un bon résultat, en général :

Sulfate de soude sec Phosphate de soude sec Bromure de sodium	} ââ 3 gr.
Eau distillée	300 gr.

Une cuillerée à soupe, immédiatement après chaque repas.

On peut également essayer les préparations d'*anis*, d'*éther* ou d'*ammoniaque* :

Teinture de colombo Liqueur d'Hoffmann Teinture de badiane	} ââ 5 c. c.

ou :

Liqueur ammoniacale anisée	8 gr.
Liqueur d'Hoffmann	2 gr.
	(G. Lyon).

20 *à* 30 *gouttes, après le repas, dans une infusion.*

Gastralgie. — (Voir DOULEURS).

Gastrites. — Toutes les gastropathies aboutissent tôt ou tard à la gastrite. Cliniquement leur traitement se confond avec celui de la variété en jeu : hypochlorhydrie, hyperchlorhydrie, etc., et du symptôme dominant : dilatation, vomissements, etc.

Gastrosuccorrhée. — (Voir CATARRHE ACIDE).

Hématémèse (Par ulcère). — Repos absolu au lit. Application d'une vessie de glace sur le creux épigastrique, ou sur une autre partie du corps.

La diète absolue, qu'on emploie généralement, est abusive. Il n'y a aucun inconvénient à permettre, le jour même de l'hémorrhagie, du *lait coupé d'eau de chaux* à moitié, glacé si l'on veut — ou de l'*eau albumineuse*, qui constitue un fixant de premier ordre pour l'acide. Ne pas oublier, en effet, qu'un estomac ulcéré est en activité sécrétoire constante (Bourget). Si l'hémorragie ne se répète pas, on augmentera peu à peu la quantité initiale de liquide : 2 à 300 gr., pour arriver à 500 ou 1.000, le troisième ou le quatrième jour.

Comme médicaments hémostatiques, on laissera de côté l'*ergotine*, qui se montre bien inférieure aux suivants, qu'on emploiera en injections hypodermiques :

Chl. d'hydrastinine	0,50 cg
Eau distillée stérilisée	10 gr.

Un à deux c. c. en 24 heures.

— *Chl. d'adrénaline*	un milligr.
— *Chl. d'émétine*	0,04 à 0,08 cg.
— *Sérum de cheval frais*	10 à 20 c. c.
— Gélatine stérilisée	20 gr.
Sérum physiologique	1 litre.

50 *c. c. deux fois par jour.*

Tripier recommandait les *lavements d'eau chaude* (45°).

A défaut de la médication par injections, qui est de beaucoup la plus active, on emploiera la potion suivante :

Chl. d'adrénaline	un milligr.
Chlorure de calcium	4 gr.
Sirop de ratanhia	} ââ 20 gr.
Sirop de belladone	
Sirop de codéine	30 gr.
Eau de tilleul	q. s. p. 125 gr.

(Lœper).

Une cuillerée à dessert, toutes les deux heures.

ou :

Gélatine purifiée et stérilisée	5 à 10 gr.
Chlorure de calcium	3 à 4 gr.
Eau distillée	250 gr.
	(Lœper).

Six à huit cuillerées à soupe par jour.

Bourget employait, avec grand succès, les *lavages au perchlorure de fer.* Après avoir vidé l'estomac, on y introduit 100 c. c. d'une solution à 4 ‰, qu'on évacue, puis qu'on remplace et qu'on évacue de nouveau, jusqu'à ce que le liquide ressorte clair, ce qui arrive après 4 ou 5 lavages. On recommence l'opération, au besoin, dans la journée.

Si des phénomènes généraux graves se montrent, tels que lipothymies, faiblesse cardiaque, etc., on pratiquera une injection hypodermique de *sulfate de spartéine* (0,03 à 0,05 cg.) ou d'*huile camphrée éthérée* (1 à 3 cmc.), ou l'on aura recours d'emblée à la formule suivante, qui est en même temps analgésique, hémostatique et toni-cardiaque.

Ergotine Yvon	5 gr.
Chlorhydrate de morphine	cinq cg.
Antipyrine	1 gr. 50
Sulfate de spartéine	0,20 cg.
Sulfate d'atropine	deux mil.
Eau distillée stérilisée	q. s. p. 10 cmc.
	(Capitan).

Injecter, de demi-heure en demi-heure, un cmc., sans dépasser cinq cmc. en 24 heures.

Pour suppléer à la masse sanguine déficitaire, on emploie habituellement les injections massives de *sérum artificiel.* On devrait, quand il s'agit d'hématémèse par ulcère, leur préférer le *sérum glucosé* (47 ‰) qui, aussi bien que lui, diminue la soif, augmente la diurèse, et remplit les vaisseaux, sans avoir l'inconvénient d'exciter la sécrétion gastrique.

Dans les cas particulièrement graves, on aura recours à la *transfusion sanguine sans opération chirurgicale*, basée sur les travaux de Hédon, soit qu'on emploie la méthode de Rosenthal : charger une seringue de 250 cmc. stérilisée, du dixième de son volume d'une solution aqueuse de *citrate de soude* à 1 %, après l'avoir armée d'une aiguille à biseau court et large; piquer la veine du donneur, après les précautions d'usage; la seringue se remplit rapidement; l'opérateur la sépare de l'aiguille, qui est laissée en place, puis il l'adapte à l'aiguille du bras du receveur; la technique est à la portée de tous — ou à la méthode d'Ameuille : on ponctionne la veine du donneur, à l'aiguille de Queyrat; on recueille le sang dans un vase stérilisé, contenant une solution de citrate de soude de dilution telle que le sang en contienne 1 ‰ ; agiter le vase ou le flacon pendant toute la durée de l'écoulement; réinjecter le sang, à l'aide d'un bock, sous la pression modérée d'une soufflerie. Le gros avantage de cette méthode, plus compliquée que la précédente, est de pouvoir conserver le sang *jusqu'à quatre jours*, sans inconvénient, à l'étuve à 37°.

L'alimentation sera reprise peu à peu, une fois le gros de la crise passé.

Dans les hématémèses à répétition, l'alimentation suivie n'étant pas possible, on aura recours aux lavements alimentaires (deux à trois en 24 heures), quoique leur valeur soit minime.

Avoir soin d'évacuer auparavant l'intestin.

Œuf complet battu	N° 2.
Lait	250 gr.
Laudanum de Sydenham	V gouttes.
Chlorure de sodium	1 gr. 50 (1)

ou :

Œuf complet	N° 2
Lait ou bouillon frais	250 gr.
Peptone liquide	2 cuillerées à soupe.
Bicarbonate de soude	0 gr. 50
Glucose	20 gr.
Sel marin	1 gr. 75
Laudanum de Sydenham	V gouttes.

(1) Il faut que la solution soit iso ou hypotonique pour être absorbée. Hypertonique, elle ne le serait pas, et déterminerait, au contraire, un appel de liquide.

ou :

Battre deux œufs dans un peu d'eau froide ; ajouter un quart de litre d'eau tiède, et 2 gr. de sel (Soupault).

ou :

Glucose	23 gr.
Eau	500 gr.

On conseillera une intervention, si l'hémorrhagie se renouvelle, malgré un traitement bien conduit.

Hyperchlorhydrie.

HYPERCHLORHYDRIE FRANCHE. — Le traitement doit être entièrement sédatif, tant au point de vue alimentaire ou médicamenteux, qu'au point de vue des agents physiques.

Aliments interdits. — Crudités, fritures, graisses (1), sauces, charcuterie, mie de pain, poissons gras, etc..., viande, sous quelque forme que ce soit, vin, même coupé d'eau, épices et condiments, le sel étant employé en quantité aussi minime que possible, pour ne pas fournir une source à l'excès d'H — coquillages, et surtout les huîtres, nocives parce qu'on ne les mâche pas, parce qu'elles sont normalement riches en Na Cl, et parce qu'on les additionne de jus de citron — miel, confitures, dattes, qui contiennent une quantité beaucoup trop grande de sucre ; celui-ci provoque des troubles osmotiques, qui surmènent la muqueuse ; il constitue, en outre, matière à fermentation.

On évitera toutes les eaux gazeuses ou fortement minéralisées dont l'action *secondaire* est une augmentation de la sécrétion.

Aliments permis. — Œufs à la coque, brouillés, pochés ou en omelette peu cuite, — tous les poissons maigres : sole, merlan, barbue, rouget, brochet, limande, perche, truite non saumonée, carrelet, turbot, bar, mulet, colin, cuits au court bouillon ou accompagnés d'une sauce à la crème, — les ris de veau, la cervelle au court bouillon ou à la crème, à condition qu'il ne s'agisse pas de malades goutteux ou uricémiques, chez lesquels

(1) Si les corps gras ont l'avantage de diminuer (ou plutôt de masquer) la sécrétion acide, ils ont l'inconvénient d'augmenter la durée du séjour des aliments dans l'estomac, d'où fatigue mécanique et risque d'hypersécrétion secondaire.

les nucléines sont interdites — le jambon maigre peu salé, la gelée — les légumes suivants, verts ou secs (*non décortiqués*, pour ne pas priver le malade des vitamines qu'ils contiennent), en purée de préférence : pois, lentilles, haricots, pommes de terre, fèves, carottes, épinards (?), artichauts cuits, salade cuite, aubergines, crosnes, courgettes, topinambours ; aucun de ces légumes ne devra être frit, mais cuit à l'eau *modérément* salée, et assaisonné à l'huile ou au beurre frais, en petite quantité, au moment de servir — les nouilles, le macaroni, cuits de la même façon et additionnés timidement de fromage de gruyère — le riz, exempt de condiments, de préférence au lait — les bouillies de farines diverses : arrow-root, avoine, froment, fécule, maïs, millet, orge, etc... — les fromages peu fermentés, la crème fraîche, en quantité modérée — comme dessert : les crèmes peu sucrées, sauf celle au chocolat ; les soufflés, les œufs à la neige ; les fruits cuits, et même quelques fruits crus, tels que les pêches, abricots et raisins bien mûrs, les reines-claude et les mirabelles, les figues, fraîches ou sèches, qui sont riches en pepsine végétale et en ferments saccharificateurs. On proscrira les bananes, à cause de leur consistance savonneuse, les oranges, mandarines, en raison de leur acidité.

Le pain sera pris en très petite quantité et seulement la croûte, qui est plus facile à fragmenter par les dents, et dans laquelle l'amidon a déjà subi un commencement de transformation (dextrine, maltose). Il est même préférable de le faire griller ou de le remplacer par des biscottes ou des longuets, qui ont sur lui l'avantage d'être secs, et de s'émietter très facilement — ou encore par des breakfasts ou des échaudés.

Comme boisson, un verre de liquide par repas : eau ordinaire ou mieux infusion chaude. On prendra une petite infusion chaude, après chacun des deux repas (feuilles d'oranger, tilleul, verveine, sauge), si l'on boit froid en mangeant.

Au point de vue médicamenteux, trois indications sont à remplir, pour modifier l'hyperchlorhydrie dans son essence :

1° Diminuer la puissance sécrétoire de la muqueuse.

2° Diminuer son irritabilité et sa congestion.

3° La protéger mécaniquement ou chimiquement après les

repas contre le contact d'un chyme trop acide, et diminuer l'acidité du contenu gastrique, pour permettre au duodénum de mieux jouer son rôle d'évacuateur chimique.

La première indication sera remplie par la *belladone* ; la seconde par l'*aconit*, la *jusquiame*, la *teinture de coque du Levant*.

J'associe presque toujours ces médicaments.

Teinture de belladone Teinture de jusquiame	} ãã 5 c. c.

20 *gouttes dans un peu d'eau, immédiatement avant chacun des deux principaux repas.*

ou :

Teinture de belladone	10 c. c.
Teinture de coque du Levant	5 c. c.

Mêmes dose et mode d'emploi.

Si le patient est plus ou moins rhumatisant, l'aconit exercera son action à ce point de vue, en même temps que sur l'estomac, comme décongestionnant de la muqueuse :

Teinture de belladone	10 c. c.
— aconit	5 c. c.

20 à 30 *gouttes.*

A la troisième indication répondent les *alcalino-terreux*, dont l'action est anti-acide et protectrice topiquement. Ces médicaments doivent toujours être délayés dans du liquide (et non pris en cachets), de manière à entrer largement en contact avec la muqueuse :

Lactose Carbonate de magnésie Phosphate tricalcique Craie préparée	} ãã 10 gr.

Une cuillerée à café à mélanger aux gouttes.

On emploiera également cette poudre entre les repas, en cas de pyrosis, aigreurs ou douleur modérée, ou bien on conseillera au malade de sucer quelques *pastilles bismuthées.*

On augmentera ou on diminuera la quantité de magnésie, où

on la remplacera par de la magnésie lourde, selon le degré de constipation du malade, ce qui dispense d'une médication complémentaire contre ce symptôme si fréquent.

On pourra y ajouter, avec avantage au point de vue gastrique, du *carbonate de bismuth*.

Le *bicarbonate de soude*, employé seul et à haute dose, est un médicament qui calme merveilleusement les crises de l'hyperchlorhydrie, mais qui a l'inconvénient d'augmenter secondairement la sécrétion, c'est-à-dire d'entretenir la maladie. On ne l'emploiera que joint aux alcalino-terreux.

Le genre de vie tendra, dans la mesure compatible avec l'existence de chacun, à être exempt de surmenage, soit physique, soit intellectuel : lever tard ; coucher tôt ; éviter la fatigue, mais les promenades de courte durée sont utiles ; éviter de se mettre à un travail quelconque dès la fin du repas.

On aura recours à l'hydrothérapie *tiède*, jamais froide ; les grands bains ordinaires réussissent assez rarement ; leur préférer soit la douche en jet brisé, à 34°, pendant une demi à une minute, loin des repas, — soit la lotion, l'affusion banale, au moyen d'une grosse éponge, trempée dans de l'eau à une température agréable au corps. Il n'y a aucun inconvénient à faire cette lotion le soir, en quittant la table, avant de se mettre au lit ; je la conseille depuis 18 ans ; l'effet sédatif, qui suit, aide au sommeil. Le sujet, étant debout, dans un tub ou une baignoire, contenant une mince hauteur d'eau nettement chaude, on lui presse, cinq ou six fois, devant et derrière le cou, une éponge trempée dans une cuvette contenant de l'eau *tiède-chaude*, agréable à la peau, et ne devant pas donner une impression de fraîcheur. On termine par un essuyage méticuleux, mais sans friction. Il est indispensable d'avoir les pieds dans l'eau chaude, au moment de l'affusion, sans quoi, l'eau, venant des régions supérieures du corps, arrive refroidie aux extrémités inférieures, et produit une impression désagréable, souvent suivie de céphalée.

Le tabac étant un excitant du système nerveux, sera interdit.

Hyperchlorhydrie asthénique (*avec clapotage tardif et évacuation retardée*). — Au point de vue de l'alimentation, ne pas boire du tout en mangeant; éviter les potages liquides; repos complet, une heure après et une demi-heure avant les repas, en suivant les indications données au paragraphe *Atonie avec hypersécrétion*, au point de vue massage, gymnastique respiratoire, etc...

Pour ne pas être trop privés de liquides, les malades boiront, outre une infusion après leurs repas, un verre d'eau ou d'infusion au réveil, puis vers 11 heures du matin et 6 heures du soir.

Comme médicaments, à la poudre indiquée précédemment, on ajoutera les gouttes, modifiées de la façon suivante, de façon à les rendre *légèrement* stimulantes pour la musculeuse :

Teinture de belladone	
— condurango	ãã 5 c. c.
— colombo	

Pour combattre la gêne post-prandiale due à l'impuissance de contraction de muscle gastrique, on pourra avoir recours à la solution suivante, conseillée à titre d'excito-moteur dans l'hypochlorhydrie :

Sulfate de soude sec	
Phosphate de soude sec	ãã 3 gr.
Bromure de sodium	
Eau distillée	300 gr.

à raison d'une cuillerée à soupe, immédiatement après les repas.

Ou les cachets :

Sulfate de quinine	0 gr. 05
Poudre d'ergot de seigle	0 gr. 15
Quassine amorphe	un cg.

pris de la même façon.

Hypersécrétion intermittente (*Crises d'hyperchlorhydrie*). — Applications chaudes humides sur la région épigastrique, plusieurs fois par jour. Le régime alimentaire devra se borner à du bouillon de légumes, des infusions, un peu de lait coupé au quart *d'eau de chaux*, à la rigueur quelques petits potages.

On pourra arroser chaque compresse avec une cuillerée à soupe du liniment suivant :

Baume de Fioraventi Alcool camphré	} ââ 80 gr.
Ether acétique Laudanum de Sydenham	} ââ 10 gr.

ou avec une demi-cuillerée à café de *laudanum.*

Contre l'élément douleur et l'affection fondamentale à la fois, on emploiera des paquets ainsi composés :

Poudre de belladone	0,02 cg.
Pavéron ou pantopon	un à deux cg.
Carb. de bismuth	2 gr.
Carb. de magnésie	1 gr.

Pour un paquet. Deux à trois par jour dans un peu d'eau, avant les boissons ou les petits repas.

ou :

Codéine	0,02 cg.
Carb. de chaux ppté léger	1 gr.
Bicarb. de soude Carb. de magnésie	} ââ 0 gr. 50

A prendre de la même façon ; trois à quatre par jour.

Hypersécrétion continue. — (Voir CATARRHE ACIDE).

Hypochlorhydrie. — Maladie, ou symptôme, beaucoup plus *rare* qu'on ne le croit.

Le régime alimentaire n'a pas à être sévère. On évitera seulement les mets franchement indigestes, tels que les sauces, les choux, les fritures, le gibier faisandé, les graisses, le chocolat, le cacao, le pâté de foie, la mie de pain, la charcuterie, la pâtisserie, les radis, les liquides abondants qui surchargent l'estomac et diluent un suc gastrique déjà trop pauvre. La nourriture sera excitante, mais non irritante ; elle devra surtout consister en viande rôtie ou grillée, légumes verts, œufs peu cuits, pâtes ; les purées de légumes secs devront être une nourriture d'exception, à cause de leur volume et de leur action asthénisante sur la musculeuse gastrique ; le poisson maigre (sole, merlan, mulet, rouget, colin, perche, brochet) pourra être assaisonné à la vinaigrette ; les huîtres seront permises ; de même, la salade, sans excès d'huile ou de vinaigre ; on pourra avec avantage remplacer le vinaigre par du citron. Tous les fromages, même fermentés, seront permis, sauf s'il y a dilatation marquée et évacuation retardée. La boisson, pendant le repas, limitée à un verre comme quantité, se composera d'eau ou de vin, coupé avec une gazeuse : (*Couzan*, *Bussang*, *Pougues*, etc.) ; CO^2 est, en effet, un excitant pour la musculeuse.

Après le repas, il sera utile de prescrire une *petite* tasse d'infusion chaude (sans être bouillante) stimulante, telle que celle de *camomille*, de *sauge*, etc.

Au point de vue médicamenteux, on n'a que l'embarras du choix. On s'adressera aux alcalins, un quart d'heure ou une demi-heure avant les repas, pour stimuler la sécrétion déficiente : 0,50 à 1 gramme de *bicarbonate* ou de *citrate de soude*, dissous dans un tiers de verre d'eau ordinaire — ou un tiers de verre d'eau alcaline forte : *Vichy*, peu importe la source, une fois l'eau embouteillée.

Parmi les produits pharmaceutiques, le *colombo*, la *gentiane*, le *condurango*, le *quinquina*, la *sauge*, le *quassia*, etc., lutteront à la fois contre l'inappétence et l'insuffisance gastrique :

Teinture de gentiane	ãã 5 c. c.
— quassia	
— colombo	
— badiane	

20 à 40 gouttes dans un quart de verre d'eau, vingt minutes avant chacun des deux principaux repas.

ou :

Teinture de colombo	ãã 5 c. c.
— condurango	

Mêmes doses et mode d'emploi.

Contre la gêne post-prandiale, surtout si elle est accompagnée de renvois, on aura recours à la solution suivante déjà mentionnée, à raison d'une cuillerée à soupe, immédiatement après les repas :

Bromure de sodium desséché	ãã 2 gr. 50
Phosphate de soude sec	
Sulfate de soude sec	
Eau distillée	250 gr.

Quand l'hypochlorhydrie dure depuis longtemps, et que le muscle gastrique est épuisé, ce qui aboutit à l'hyposthénie, puis à la dilatation, la médication devra être plus active.

Avant les repas, on donnera les gouttes suivantes, à raison de 15 à 20 :

Teinture de noix vomique — gentiane	} ââ 5 c. c.

et, après les repas, on remplacera la solution précédente par un des cachets :

Chlorhydrate de quinine	0 gr. 10
Poudre d'ergot de seigle	0 gr. 15
Sulfate de potasse Nitrate de potasse	} ââ 0 gr. 05
Quassine amorphe	0,01 cg.

On pourra y ajouter un centigramme de *codéine*, en cas de douleurs.

Dans l'hypochlorhydrie simple, c'est-à-dire sans atonie musculaire marquée, il n'y a pas d'inconvénients à permettre l'exercice, peu de temps après les repas. Lorsque la myasthénie gastrique apparaît, il vaut mieux conseiller la position horizontale, pendant une heure, de suite après les repas, en même temps qu'on applique des compresses d'eau *chaude* sur la région épigastrique, comme anti-algique, lorsqu'il y a douleurs, et, dans tous les cas, comme stimulant de la contractilité.

Pour tonifier l'organisme et stimuler l'estomac, on aura recours à l'*hydrothérapie froide* (à la condition que le malade ne soit pas trop nerveux), sous forme de douche quotidienne générale, dans la matinée, en jet brisé, d'une durée d'une à deux minutes. Dans la même séance, on pourra essayer la douche percutante, localisée à la région gastrique ou à la région dorsale correspondante.

Insomnie dyspeptique.

PAR NERVOSITÉ GÉNÉRALE. — Diminuer la quantité du repas du soir. Faire une affusion générale tiède, selon les indications données à : *Hyperchlorhydrie*.

Prendre, une heure avant le diner (et non au coucher, parce qu'alors l'estomac est plus ou moins rempli d'aliments, et que le médicament est mal absorbé), une cuillerée à café de solution d'intrait de *valériane* (0,10 cg.) — une cuillerée à soupe d'une solution de *bromure de sodium* à 10 p. 150 — ou une cuillerée à café du sirop suivant :

Eau de laurier-cerise	10 gr.
Sp. de codéine	q. s. p. 60 c. c.

dans un peu d'eau.

Le *bromure de codéine* : 0,02 cg. en sirop ou mieux en injection hypodermique, est particulièrement efficace.

CONTRE LES RÉVEILS NOCTURNES. — S'il y a poids et gêne gastrique, prendre la *solution trisodique.*

Contre les réveils par douleurs ou brûlures, accompagnées de fringale, avec énervement secondaire, prendre un demi-verre d'eau sucrée, dans lequel on délaiera un des paquets :

Carb. de bismuth	2 gr.
Codéine	0,01 à 0,02 cg.

Eviter les médicaments dits hypnotiques qui n'ont que faire ici — et certains anti-spasmodiques, dangereux pour l'estomac, tels que le chloral.

Névrose gastrique (DYSPEPSIE NERVEUSE). — Beaucoup moins fréquente qu'on ne le croit. On oublie trop que *toutes* les affections de l'estomac, mêmes celles accompagnées de lésions, reçoivent le contre-coup des émotions, de la fatigue physique ou intellectuelle, etc. — et ont des manifestations *intermittentes*, de même qu'une marche variable. Un grand nombre de dyspepsies dites nerveuses, sont de vieilles gastrites, souvent avec ulcère torpide — ou la conséquence d'un déséquilibre abdominal, état tout matériel.

Dans les dyspepsies franchement nerveuses, écarter du régime la viande, les excitants et les mets indigestes, de même que le vin, le café, le thé, etc...

Repos physique et cérébral. Distractions *sans surmenage.*

Hydrothérapie tiède : douches en jet brisé à 35°, ou douches écossaises. Massage général.

Préparations de *valériane*, entre les repas — et *bromure de sodium* ou de *strontium* (1) : 1 gr. en solution, au début des repas — ou *bromure de codéine* en sirop, pilules, ou mieux en injections hypodermiques (0,02 cg.) une à trois fois par jour, entre les repas — *lupulin*, 0,50 cg. à 1 gr. en cachets.

Périgastrite. — Le traitement médical (massage, points de feu, air chaud, gymnastique) est inefficace, en général.

Presque toujours, la *gastrolyse* s'impose, accompagnée le plus souvent d'une intervention complémentaire : gastro-entérostomie, prépylorectomie.

Ptose gastrique. — En pratique, se confond souvent avec la dilatation.

Porter une sangle, appliquée bas et munie d'une pelote ou d'un coussinet.

Eviter les repas volumineux.

Massage. Gymnastique respiratoire.

Traiter, en même temps, le trouble sécrétoire concomitant, s'il y a lieu.

Spasmes gastriques.

Spasme secondaire (à une affection *organique* : ulcère le plus souvent — tabès, dans certains cas). — Traitement causal.

Spasme essentiel. — Traitement de la *névrose gastrique*.

Sténose du pylore.

Par cicatrisation d'ulcère. — *Gastro-entérostomie*, à pratiquer dès que le diagnostic est fait, pour ne pas laisser le malade se cachectiser.

Par cancer. — Même intervention, à laquelle on ajoutera la gastrectomie partielle, si la tumeur n'est pas généralisée, ou si elle n'a pas contracté de trop nombreuses adhérences.

---

(1) Les sels de strontium favorisant l'assimilation, le bromure de strontium semble devoir être préféré.

Ulcère. — Le plus souvent lié à l'*hypersécrétion continue*, dont il est la conséquence (et non la cause), son traitement est celui de cette affection. Mais, il est des cas, nombreux, qui ne peuvent être guéris réellement par des moyens médicaux.

Lorsque, malgré un traitement bien conduit, et suivi longtemps, le malade a des rechutes : crises de douleurs violentes avec vomissements, hématémèse à répétition, etc..., il faut faire appel à la chirurgie.

La *gastro-entérostomie* ne saurait fournir qu'un résultat incomplet, car la nouvelle bouche fonctionne souvent de façon défectueuse, en raison de la perméabilité du pylore ; d'un autre côté, la région ulcérée continue à être irritée par les aliments et le suc gastrique, d'où persistance des douleurs.

L'exclusion du pylore constitue un grand progrès, en assurant une bonne évacuation de l'estomac par la néostomie — et en mettant au repos la région ulcérée.

La *pylorectomie* a l'avantage de comporter l'extirpation de l'ulcère, qui siège presque toujours au pylore — de mettre ainsi le malade à l'abri de la transformation ultérieure en cancer — et d'assurer une meilleure évacuation.

Mais, dans nombre de cas, les douleurs subsistent, car à côté de l'ulcère, il y a une zone de tissu gastrique, enflammée et hyperesthésiée, qui continue à être irritée par le contact de l'acide et des aliments. La *gastrectomie partielle* est la seule opération qui puisse remédier à cet inconvénient ; c'est une intervention bénigne : 4,6 % de morts sur près de 200 cas (Témoin).

Mais, l'opéré devra encore surveiller son régime.

Les *complications de l'ulcère* ont été examinées : *hématémèse, périgastrite, sténose.* Reste la *perforation*, très rare en regard des autres, et qui demande une *intervention hâtive ;* la mortalité augmente, à mesure qu'on laisse passer les heures.

Vomissements.

Par obstacle mécanique (*sténose, compression de voisinage*, etc.). — Traitement chirurgical.

Par nervosisme ou aérophagie. — Régime alimentaire, d'où seront exclus tous les mets ou boissons irritantes. Hydrothérapie tiède. Donner, *au milieu des repas*, 1 gr. de *bromure de sodium* en solution — et, au début des repas, une cuillerée à café du sirop suivant, dans un peu d'eau :

Teinture de jusquiame	3 gr.
— chanvre indien	cinq gr.
Sirop de codéine	q. s. p. 90 c. c.

Liés a une gastropathie. — Traiter la variété de gastropathie en cause ; diète ou demi-diète. En plus, applications chaudes sur la région épigastrique, pour calmer l'estomac ou le plexus solaire — ou badigeonnages avec :

Teinture d'iode	ãã dix c. c.
Teinture d'opium	

Donner, par jour, quatre des paquets suivants, dans un peu d'eau :

Codéine	0,01 à 0,02 cg.
Bicarb. de soude	1 gr.
Carb. de bismuth	2 gr.

ou quatre cuillerées à café du sirop précédent.

L'eau chloroformée et la *potion de Rivière* ne méritent pas la vogue dont elles jouissent.

Vomissements des nourrissons. — Dus, le plus souvent, à ce que les bébés prennent trop ou trop peu. Plus on hypoalimente le nourrisson, plus les vomissements se rapprochent (Variot).

Donner du lait homogénéisé hypersucré (10 %), coupé au tiers, à défaut de lait de femme qui doit toujours être préféré.

— Citrate de soude	5 gr.
Eau distillée	250 gr.
Sirop simple	50 gr.

(Variot).

Une cuillerée à café ou une cuillerée à dessert, avant les tétées ou dans un biberon.

(Voir Anaphylaxie alimentaire).

Vomissements infantiles.

Sulfate de soude	**2 gr.**
Phosphate de soude	**àà 1 gr.**
Bicarb. de soude	
Bromure de sodium	
Eau distillée	**200 gr.**

(Marfan).

Un verre à madère, quelques minutes avant les deux repas.

MALADIES DU DUODÉNUM

Quels que soient les recherches, les appareils et les méthodes de *Gaultier*, en France, et de *Einhorn*, en Amérique, les affections du duodénum sont numériquement très restreintes.

L'occlusion aiguë a été examinée, sous la dénomination de *dilatation aiguë de l'estomac*.

L'occlusion chronique — signalée par *Glénard* en 1885, et due à la chute de la masse gastro-intestinale, qui entraîne la formation d'une bride (mésentère et artère mésentérique), aplatissant le duodénum contre le rachis — se confond avec l'*entéroptose*, dont il sera question plus loin.

La périduodénite est une affection encore bien vague.

La ptose du duodénum, diagnostiquable seulement par la radioscopie, est souvent due à la ptose gastrique ; elle peut simuler l'appendicite aiguë ou chronique. Rarement, il y a une tuméfaction sonore et révélatrice.
Traitement de la ptose gastrique.

L'ulcère duodénal se confond avec l'ulcère pylorique à tous les points de vue : pathogénie, symptomatologie subjective, complications et traitement — d'autant que la valeur délimitante de la *pyloric veine* est très discutée.

Quant à la **duodénite** et aux **dystrypsies** de *Gaultier* (dyspepsies duodénales), elles ne sont pas encore entrées dans le domaine courant, et semblent difficiles à étudier, malgré la sonde duodénale d'Einhorn.

Reste l'**ankylostomiase duodénale**, à laquelle on opposera la *fougère mâle* :

Extrait éthéré de fougère mâle 6 gr.
Calomel 0,50 cg.

Pour dix bols. A prendre, à jeun, à raison de deux, chaque dix minutes.

ou :

Thymol 0,75 cg.

Pour un cachet n° 3. A prendre d'heure en heure. Une heure après le dernier cachet, prendre 50 gr. de sulfate de soude. Ne prendre aucune boisson alcoolique ou huileuse, susceptible de dissoudre le thymol et de provoquer des accidents syncopaux.

MALADIES DU PANCRÉAS

Les maladies du pancréas constituent également un chapitre très difficile et très réduit de la pathologie digestive. Quelles que soient les recherches faites, au point de vue de l'analyse des matières fécales, analyse destinée théoriquement à déceler la viciation des fonctions pancréatiques, il reste un grand nombre de causes d'erreurs : azote provenant de la desquamation de l'épithélium intestinal — méthodes sujettes à critique pour le dosage des graisses — peu de valeur de la réaction de *Cammidge*, etc...

Le cancer de l'ampoule de Vater, les pancréatites aiguës, les kystes du pancréas sont seulement susceptibles d'une intervention chirurgicale, ou doivent être abandonnés à leur cours.

La pancréatite chronique — *pure ou liée à la lithiase hépatique* — se confond cliniquement avec cette affection. Elle détermine souvent une forme de **diabète**, caractérisée par une glycosurie élevée (plusieurs centaines de grammes) et un amaigrissement rapide et prononcé par hyperazoturie. On lui opposera l'opothérapie pancréatique : *pancréas frais* de mouton : 30 gr. par jour ; ou injections hypodermiques d'*extrait pancréatique glycériné* : 2 à 3 c. c. chaque deux jours.

MALADIES DU FOIE

Abcès.

A. BILIAIRE. — (Voir ANGIOCHOLITE SUPPURÉE).

A. AMIBIENS. — Quand l'abcès est ancien et volumineux, faire une ponction aspiratrice, suivie de l'injection de 0,06 cg. de *chl d'émétine,* dissous dans 25 à 30 c. c. d'eau stérilisée. Compléter le traitement par une injection hypodermique biquotidienne de 0,03 cg. pendant trois jours.

Quand l'abcès est récent et peu volumineux, l'émétine en injections hypodermiques seule suffit pour amener la guérison. Injecter 0 gr. 90 à 1 gr. en un mois, en deux séries (CHAUFFARD).

Donner, en même temps, à l'intérieur, des *antiseptiques* biliaires. (Voir ce mot).

Intervention chirurgicale plus large, dans les cas résistants.

PETITS ABCÈS OU ABCÈS MÉTASTATIQUES. — Grands bains tièdes. Donner, chaque jour, 1 gr. de *sulfate de quinine*, en deux cachets, et X à XV gouttes d'*alcoolature de racines d'aconit* (LANCEREAUX) — et avoir recours à la *médication colloïdale.*

Angiocholite.

A. CHRONIQUE. — Eau de *Vichy* chaude : un demi-verre, le matin à jeun, dans lequel on fera dissoudre une cuillerée à café de la poudre :

Sulfate de soude sec	} ââ 15 gr.
Phosphate de soude sec	
Benzoate de soude	10 gr.
Salicylate de soude	5 gr.

Au début du repas de midi et du soir, prendre une des nombreuses spécialités, représentant un moyen de stimulation des fonctions hépatiques.

A. AIGUË. — PSEUDO-PALUDISME (*Fièvre intermittente ou rémittente bilioseptique*). — Régime lacté absolu, ou petits potages au bouillon de légumes. Képhir maigre.

Laxatif salin : 5 à 10 gr. de *sulfate de soude*, le matin, à jeun. *Antiseptiques* biliaires.

Contre la fièvre, ARTAULT a proposé l'*alcoolature de buis*, à raison d'une cuillerée à café, deux fois par jour, dans un verre d'eau sucrée. Dans les cas graves, injections intraveineuses de *métaux colloïdaux*.

A. SUPPURÉE. — *Cholédocotomie* avec drainage du canal hépatique.

Antiseptiques.

Salicylate de soude (1)	āā 10 gr.
Benzoate de soude	
Eau distillée	300 gr.

Quatre cuillerées à soupe par jour, au moment des repas.

— *Formine* (*Urotropine*), 1 à 2 gr. par jour, en cachets, ou mieux en solution.

— *Alcoolature de buis* : 10 gr. par jour, en deux fois, entre les repas, dans un verre d'eau sucrée.

— *Calomel* : 0,05 à 0,10 cg. le matin, à jeun.

— *Helmitol* : 1 à 4 gr. en cachets de 0,50 cg.

— *Menthol* : 0,20 à 0,40 cg. en solution gommeuse.

— *Hippol* : 5 gr.

— *Saliformine* : 2 à 3 gr.

Ascite. — Elle est l'aboutissant fatal de diverses cirrhoses ; elle conduit à la *paracentèse* comme unique traitement.

Contre-indications : ascite non libre ; fièvre ; hémorragies gastro-intestinales ; complications pulmonaires ; tachycardie ; insuffisance hépatique aiguë.

---

(1) Eviter le salicylate en cachets, à cause de sa causticité pour la muqueuse gastrique.

Indications : ventre fortement tendu, œdème des jambes, dyspnée, impossibilité du décubitus.

Technique. — Après badigeonnage de la peau à la teinture d'iode, enfoncer le trocart avec un mouvement de rotation, à distance des grosses veines, au tiers inférieur de la ligne ombilico-iliaque. Si le liquide ne coule pas, remettre le poinçon qu'on a enlevé, ou retirer un peu la canule, ou faire changer de position au malade. Appuyer sur le côté opposé de l'abdomen à la fin de l'écoulement, pour le faciliter, en mettant le patient sur le flanc. Ne pas évacuer entièrement le liquide ascitique, pour éviter une hémorragie ou une complication cardiaque.

Une fois la canule retirée, faire un nouveau badigeonnage de *teinture d'iode* et appliquer sur l'orifice un fort carré d'ouate, qu'on maintiendra fortement serré par un bandage de corps. Si le liquide continue à suinter, faire quelques pointes de feu, pour hâter l'obturation (moyen qui ne réussit pas toujours).

Traitement préventif ultérieur. — Il est le plus souvent aléatoire. On essaiera pourtant les moyens suivants : activer la diurèse par la *théobromine* et la *digitaline cristallisée* (un dixième de milligr. par jour, par périodes de 10 jours) — purgations salines, si le malade n'est pas trop affaibli — injecter dans la cavité 2 à 5 gr. de la solution d'*adrénaline* au millième, à répéter pendant plusieurs jours — injecter un c. c. d'une solution de *strophantine* au millième (Lautier) ; ce procédé dispenserait même de faire une ponction — après la ponction, lavage de la cavité péritonéale avec 6 litres d'*eau bouillie à* 45°, en faisant prendre au malade diverses positions — injecter la solution suivante :

Teinture d'iode	5 gr.
Iodure de potassium	2 gr.
Eau distillée	1 litre

L'*autosérothérapie* donne des résultats très inconstants.

Cancer. — Traitement *radiumthérapique*, quand les noyaux sont facilement accessibles — *Ablation*, quand la tumeur est très limitée. On en est réduit à un traitement symptomatique, le plus souvent.

Cholagogues. — Par importance d'action :

— *Bile* et *sels biliaires*, existant dans le commerce sous forme de nombreuses spécialités.

— *Saccharose*, surtout par voie hypodermique : 2 c. c. de la solution ââ. A dose plus forte, action contraire.

— *Urée* : 1 à 2 gr. en solution.

— *Essence de térébenthine* : 1 à 4 gr. en potion (pour diminuer l'action irritante de la muqueuse astrique) :

Essence de térébenthine	4 gr.
Ether sulfurique	6 à 8 gr.
Bicarbonate de soude	3 gr.
Sirop de menthe	ââ 50 gr.
Eau distillée	

(Pouchet).

Une cuillerée à soupe, toutes les demi-heures, dans la colique hépatique.

— *Huile d'olive* : 50 à 100 gr. le matin, à jeun.

— *Oléate de soude* : 1 à 2 gr. par jour, le matin.

— *Acide oléique pur* : 0,50 cg. à 1 gr. 50, le matin, à jeun, en capsules.

— *Glycérine* : 5 à 10 gr. dans un demi-verre d'eau, à jeun et avant le diner.

— *Huile de Harlem* : une à deux capsules par jour, seulement pendant quelques jours.

— *Salol* : 1 à 3 gr. en cachets, associé au bicarbonate de soude.

— *Evonymine* : 0,05 à 0,10 cg., en pilules, le soir.

— *Podophyllin* : même dose en pilules.

— *Salicylate de soude* : 1 à 2 gr. en solution étendue, au moment des repas ; lui associer un purgatif léger, pour empêcher la résorption de la bile.

— *Phosphate de soude* : 0,50 à 1 gr. avant les repas.

— *Benzoate de soude* : 1 à 3 gr., en solution ou cachets.

— *Aloès* : 0,05 à 0,10 cg. en pilules, au début des repas.

— *Rhubarbe* : 0,50 à 1 gr. de poudre, au début des repas.

— *Calomel* : à dose massive : 0,25 à 0,40 cg. à jeun ; à ne pas répéter souvent.

— *Pilules bleues* du Codex : une ou deux au diner.
— *Bicarbonate de soude* : 5 à 10 gr., à jeun.
— *Sulfate de soude* : 10 à 15 gr., à jeun.
— *Chlorure de sodium* : 1 à 2 gr., le matin, à jeun, associé à d'autres médicaments.
— *Sel de Seignette* (*Tartrate de potasse et de soude*) : 5 à 10 gr. le matin, à jeun, dans un demi-verre d'eau chaude.
— *Extrait fluide de combretum* : X à XXX gouttes avant les deux repas.
— Lavements d'*huile d'olive* (200 gr.) additionnée de 20 gr. d'*huile de lin*.
— Cure de raisins.
— *Boldo* : 1 à 3 gr. de teinture par jour. Action incertaine.
— *Boldine* : cinq milligr. à 0,01 cg.

Robin recommande la solution suivante :

Bicarbonate de soude	3 gr.
Phosphate de soude	4 gr.
Sulfate de soude	3 gr.
Benzoate de soude	2 gr.
Iodure de potassium	1 gr.

Pour un paquet, à dissoudre dans un litre d'eau bouillie ; décanter. En prendre 100 gr. à jeun, à 11 heures du matin et 10 heures du soir ; faire tiédir.

Cholécystite.

C. AIGUË. — Régime hydro-lacté. Applications de glace à demeure. Lavement froid quotidien. *Sulfate de soude* : 5 à 10 gr le matin, à jeun. Donner, en outre, la solution suivante, cholagogue et antiseptique :

Salicylate de soude	} āā 5 gr.
Benzoate de soude	
Eau distillée	300 gr.

Quatre cuillerées à soupe, dans la journée.

Cholécystotomie, en cas de suppuration simple.

Cholécystectomie, s'il y a, en plus, des ulcérations.

C. CHRONIQUE. — Révulsifs locaux : pointes de feu, teinture d'iode. Eau de *Vichy* chaude, le matin, à jeun. Préparations de foie (spécialités diverses) au début des repas, comme stimulant des fonctions hépatiques.

Cholémie.

ICTÈRE ACHOLURIQUE. — Régime alimentaire de la lithiase biliaire. Administrer des laxatifs cholagogues : *podophyllin* ou *évonymine* : 0,02 à 0,04 cg., en pilules, le soir. Lutter contre l'hyperacidité gastrique fréquente par les alcalino-terreux :

Magnésie hydratée Carbonate de chaux Phosphate tricalcique	ââ 15 gr.

Une cuillerée à café, après chacun des deux repas.

De temps en temps, donner du *bicarbonate de soude*, à la dose de 0,50 cg. avant les repas, pour stimuler la fonction hépatique.

Faire de l'hydrothérapie plutôt tiède que froide, pour tonifier et surtout calmer le système nerveux.

Si la cholémie est acquise, traiter la cause première : alcoolisme, rhumatisme, surmenage, etc.

CHOLÉMIE POST-ANESTHÉSIQUE. — La cholémie post-chloroformique est absolument constante. Le sang de tous les malades endormis au chloroforme contient des pigments biliaires, même sans coloration appréciable de la peau.

La cholémie existe également après l'anesthésie à l'éther, elle est aussi constante ; la durée de la cholémie est simplement plus courte que celle de la cholémie post-chloroformique.

L'usage préventif du sucre (repas riche en *hydro-carbonés* la veille de l'opération ; le soir, 150 gr. de *sirop de sucre* aromatisé ; même dose de sirop le lendemain matin), joint à un traitement d'un jour d'opothérapie hépatique, diminue, au point de la rendre infime, la cholémie après le chloroforme, et fait disparaître entièrement la cholémie après l'éther.

L'usage du *goutte à goutte glucosé* après opération améliorera encore les résultats de la méthode, à la condition que le traitement préventif ne soit pas contrarié par des injections de morphine malencontreuses (CHEVRIER).

Cirrhoses.

CIRRHOSES VEINEUSES. — Il n'y a pas de traitement spécial à la forme ATROPHIQUE et à la forme HYPERTROPHIQUE. On se basera uniquement sur l'état fonctionnel du foie.

1° Si le foie est en *hyperactivité*, ce qui se produit seulement au début de la maladie, et se manifeste par l'augmentation de la quantité d'urée et le faible taux de l'urobiline, la médication doit être sédative.

Régime lacté absolu ; laxatifs salins : 5 à 10 gr. de *sulfate de soude*, le matin, dans un verre d'eau chaude ; lavements d'eau *chaude*; affusions matinales à l'eau chaude. Le soir, *compresse échauffante* sur la région hépatique (serviette trempée dans l'eau froide, exprimée et recouverte de taffetas et d'ouate), à garder toute la nuit.

Pendant huit jours, prendre par jour quatre pilules de *calomel* à cinq milligr. — et, les huit jours suivants :

Arséniate de soude	0,05 cg.
Eau distillée	300 gr.

Une cuillerée à soupe, au repas de midi et du soir.

Puis, pendant cinq ou six jours, 2 gr. de *bromure de potassium*, et 0,50 cg. d'*antipyrine*.

2° Si le foie est *insuffisant* (diminution de l'urée, grande quantité d'urobiline, fèces peu colorées), associer les féculents au lait.

Pour stimuler les vaisseaux du foie :

Iodure de potassium	10 gr.
Sulf. de strychnine	0,02 cg.
Eau distillée	300 gr.

Une cuillerée à soupe, avant chacun des deux principaux repas, pendant vingt jours par mois.

Dans l'intervalle, donner par jour 0,30 cg. de *pyramidon* — ou une infusion de 0,30 cg. de feuilles de *jaborandi*, à prendre en trois fois — ou une pilule de 0,01 cg. d'*évonymine*, le soir.

Pour stimuler la fonction hépatique :

Benzoate de soude	0,25 cg.
Phosphate de soude	0,50 cg.
Poudre de f. de jaborandi	0,10 cg.

Pour un cachet. Un, trois heures après le repas, deux fois par jour, dans une infusion de feuilles de boldo *à* 2 *pour* 150.

Le matin, prendre un lavement d'eau *froide* — Opothérapie : 100 gr. par jour de *foie de porc ou de veau* cru, haché ou macéré dans du bouillon ou du *sérum physiologique*, au début du repas — ou 2 c. c. d'*extrait glycériné*, en injection hypodermique — ou trois à six pilules d'*extrait biliaire* à 0,25 cg.

Contre l'oligurie et l'ascite :

Théobromine	} ââ 0,50 cg.
Phosphate de soude	

Pour un cachet. Deux par jour, à une heure d'intervalle pendant trois jours.

ou :

Acétate de potasse	} ââ 2 gr.
Nitrate de potasse	
Oxymel scillitique	} ââ 30 gr.
Sirop des cinq racines	
Infusion de fleurs de genêt	120 gr.
	(Milliard).

Une cuillerée à soupe, toutes les heures.

ou :

Crème de tartre . 10 à 15 gr. par jour.

A prendre en plusieurs fois.

ou :

Calomel	0,10 cg.

Pour un paquet. Quatre par jour.

Paracentèse abdominale.

Contre les hémorragies :

Chlorure de calcium	4 gr.
Sirop thébaïque	30 gr.
Eau distillée de tilleul	120 gr.

Une cuillerée à soupe toutes les heures, jusqu'à cessation de l'hémorragie.

Cirrhoses hypertrophiques. — Agir d'après les données précédentes, selon que le foie est en hyperactivité ou insuffisant.

(En partie d'après A. Robin).

Cirrhose cardiaque. — (Voir Foie cardiaque.)

Cirrhose cardio-tuberculeuse infantile. — Soutenir le cœur par la *digitaline crist.* à faible dose : 1/20e à 1/10e de milligr. par jour, par période de cinq jours.

Alimentation azotée et bonne hygiène.

Opothérapie hépatique.

Cirrhose paludéenne. — (Voir Foie paludéen).

Cirrhose biliaire (Maladie de Hanot). — Même traitement que dans l'*angiocholite chronique*.

Selon Letulle, *les cirrhoses hépatiques seraient de nature syphilitique dans* 50 % *des cas.* Employer le traitement mixte.

Colique hépatique. — (Voir Lithiase biliaire).

Congestion hépatique.

Congestion active. — Régime lacté ou lacto-végétarien. Grands lavements froids. Purgatif drastique : 5 gr. d'*eau-de-vie allemande*, à prendre, dans un verre d'eau sucrée, tous les deux ou trois jours.

Dans les intervalles de l'eau-de-vie allemande, donner, à jeun, une cuillerée à café du mélange suivant, dans un verre d'eau de *Vichy* ou de *Contrexéville* :

Bicarbonate de soude	ãã 15 gr.
Sulfate de soude	
Phosphate de soude	

Congestion passive (Foie cardiaque). — Repos complet au lit. Ventouses scarifiées sur la région hépatique. Réduction des liquides : 750 gr. par jour d'eau et de lait mélangés. Administrer une forte purgation : 20 gr. d'*eau-de-vie allemande*. Ensuite, régime lacté, et donner cinq à dix gouttes de la solution de *digitaline cristallisée* au millième, soit 1/10 à 1/5 de milligr. pendant 10 ou 5 jours, avec 3 à 5 jours de repos.

Congestion biliaire. — Purgatifs salins répétés à dose modérée : 10 gr. de *sulfate* et *phosphate de soude* — ou de *sulfate de soude* et de *magnésie*.

Régime lacto-végétarien.

Diabète hépatique. — Régime alimentaire non absolu.

Diabète par anhépatie. — (*Glycosurie* ne se montrant qu'après les repas, surtout celui du soir, ou d'une façon continue, avec maximum au-dessous de 40 à 50 gr. ; *quantité d'urée* assez faible, à moins que le sujet ne soit gros mangeur ; *acide urique* augmenté ; présence d'*indican* et d'*urobiline* ; *polyurie* à peine marquée). — *Foie frais* de veau ou mieux de porc, râpé dans du bouillon : 100 à 150 gr. par jour ; *poudre de foie desséché* : 10 à 12 gr. en cachets ou tablettes ; *extrait glycériné*, en injections hypodermiques : 2 c. c. par jour.

Diabète par hyperhépatie. — (*Glycosurie* variant d'ordinaire entre 100 et 150 gr., et pouvant aller jusqu'à 600 gr. et plus ; les maxima s'observent *quatre ou cinq heures* et davantage après les repas ; c'est la nuit ou le matin que la plus grande quantité de sucre est éliminée ; *azoturie ; absence d'urobiline et d'indican*). — *Extrait pancréatique glycériné :* 2 c. c. par jour, en injection.

Substances destinées à remplacer le sucre. *Saccharine* : 0,10 à 0,25 cg. Pouvoir sucrant égalant 250 ou 300 fois celui du sucre. A additionner de *bicarbonate de soude*, pour combattre ses effets dyspepsigènes (C. Paul). A dose plus forte, la saccharine risque de se transformer en glycose. — *Dulcine* ou *sucrol* (Paraphénylcarbonide). Pouvoir sucrant un peu inférieur à celui de la saccharine ; saveur plus agréable. — *Sucrose* (Saccharinate de soude). Pouvoir sucrant 500 fois plus grand que celui du sucre de canne.

Fièvre bilio-septique. — (Voir Angiocholite aiguë).

Foie paludéen. — Dans la forme chronique, faire le traitement causal. Appliquer ensuite la thérapeutique de l'*insuffisance hépatique.*

Fièvre gastro-bilieuse. Ictère palustre bénin. — Traitement habituel par la quinine en injections, et non par la voie buccale.

Bilieuse hémoglobinurique. — *Quinine* intra-musculaire, à dose progressive : 0,40 cg. à 1 gr. 20 par jour. Donner, en même temps, 4 gr. de *chlorure de calcium,* pour augmenter la résistance globulaire.

Hépatoptose. — Affection d'origine mécanique (rare), ou liée à une déformation de l'organe malade (*diathèse hépatique*).

Porter toute la journée une sangle de *Glénard,* dans le but de soutenir l'abdomen. Régime alimentaire et traitement de l'entéroptose (voir ce mot).

Hypertension portale. — Faciliter la circulation hépatique par le *massage.* Diminuer la stase portale par la réduction des liquides et le *régime hypochloruré.* Favoriser le déplétion intestinale par un purgatif hydragogue : *eau-de-vie allemande* (10 à 15 gr.), le *calomel* (0,20 cg.) ou le *sulfate de soude* ou de *magnésie* (5 à 15 gr.). Augmenter la diurèse par les *bains chauds,* et la *théobromine* : 1 gr. 50 par jour, en 3 cachets, avec association de *bicarbonate de soude.*

(Voir Ascite).

Ictères.

Ictère catarrhal simple. — Régime lacté, ou mieux bouillon de légumes ; puis, viande pulpée de bœuf ou de cheval. La viande a l'avantage de supprimer l'asthénie et d'abréger, en même temps, la durée de la maladie (Chevallier). Ensuite, légumes variés avec biscottes ; éviter le pain.

La meilleure formule de bouillon de légumes chez l'adulte paraît être celle du type suivant :

Pommes de terre	} ââ 60 gr.
Carottes	
Navets	20 gr.
Pois secs	} ââ une poignée (20 gr. env.)
Haricots secs	
Lentilles	
Eau	1 litre 1/2.

(Chevallier).

Enfermer dans une marmite de terre. Maintenir quatre à six heures à 100°. Passer sur un torchon *grossier*. Compléter pour faire un litre si l'évaporation a été intense, et ajouter un peu de sel. *Boire un litre par jour.* Le liquide obtenu est *fortement* louche, et contient, non seulement des sels de soude, de potasse, des phosphates, mais encore des hydrates de carbone et des substances protéiques.

Le goût est très apprécié des malades, dont il réveille l'appétit.

Tous les jours, prendre 20 ou 30 gr. de *sulfate de soude* ou 0,05 cg. de *calomel.* Lavement *froid* quotidien, pour éveiller les contractions intestinales et celles de la vésicule biliaire. Compresses d'eau chaude sur la région hépatique.

— Bicarbonate de soude	8 gr.
Phosphate de soude	3 gr.
Sulfate de soude	3 gr.
Benzoate de soude	2 gr.

(Robin).

Pour un litre d'eau. A faire tiédir ; en prendre 100 *gr. au réveil, puis à* 11 *heures du matin, à* 4 *et* 9 *heures du soir.*

ou :

Sulfate de soude	0,20 cg.
Bicarbonate de soude	1 gr. 50
Chl. de sodium	0,70 cg.

Pour un paquet ; un, à jeun, tous les deux jours, dans un verre d'eau de Vittel.

Ictère chronique par obstruction. — Traitement de la lithiase biliaire. Intervention chirurgicale, quand il est bien établi que le foie reste fixe dans son volume (Mongour).

Ictère grave. — Même régime alimentaire que dans l'ictère catarrhal ; la viande rouge pulpée y est encore plus utile (Josué, Chevallier).

Balnéation froide et lavements froids.

Donner, chaque heure, 0,10 cg. de *sulfate de soude* (Kussmaul). — *Théobromine* : 1 gr. par jour, en deux cachets de 0,50 cg.

Lutter contre l'asthénie cardiaque par la *digitaline cristallisée*, à raison d'un quart de milligr. par jour, pendant quatre jours, en même temps qu'on injectera deux fois par jour un c. c. de la solution :

Sulfate de strychnine	un cg.
Sulfate de spartéine	0,30 cg
Eau dist. stérilisée	10 gr.

Contre les hémorrhagies : 2 à 4 gr. en solution de *chlorure de calcium*. Ventouses scarifiées sur la région hépatique. Ne pas faire de grandes injections de *sérum artificiel*, qui tendent à détruire les globules.

Ictère hémolytique. — A cet ictère, qui a une origine sanguine et non hépatique, on ne peut opposer que le traitement de l'anémie, et en particulier le *fer* (0,20 à 0,30 cg. de *protoxalate* par jour) ou, de préférence, sous la forme colloïdale, en injections hypodermiques. Ni opothérapie, ni alcalins.

Mayo préconise la *splénectomie*, qui lui a fourni de beaux succès, sauf lorsque la maladie est parvenue au stade ultime avec cirrhose et lithiase vésiculaire secondaire.

L'*opothérapie médullaire* et le *chlorure de calcium*, donnés dans le but d'augmenter la résistance des hématies, ont fourni peu de résultats.

Ictère paludéen. — (Voir Foie paludéen).

Ictère par polycholie. — Grands bains alcalins, avec 250 gr. de *carbonate de soude*. Donner du *nitrate de potasse* :

1 gr. par jour en solution — ou du *calomel*, à la dose de 0,02 à 0,04 cg.

Pour fluidifier la bile en excès, et lui permettre de s'écouler :

Chl. de pilocarpine	cinq cg.
Eau distillée stérilisée	10 gr.

Injecter un à deux c. c. par jour.

ICTÈRE SYPHILITIQUE. — Outre le traitement spécifique mixte, mettre le malade au régime lacté, et prescrire fréquemment des laxatifs. Chez le nouveau-né, on a le choix entre les frictions mercurielles : 1 à 3 gr. d'*onguent napolitain* — ou X à XV gouttes de *lactate mercurique* ou de *sublimé*, en solution au millième, dans du lait, trois fois par jour.

Insuffisance hépatique.

1. LÉGÈRE. — Extrêmement fréquente. Eviter le régime lacté absolu, le foie ayant besoin d'être stimulé. Remplir ce but par l'*opothérapie*, les *cholagogues* (voir ce mot) et les *laxatifs salins*.

Conseiller une cure à Vichy au plus grand nombre des malades, et *Brides* aux obèses constipés.

I. GRAVE — Aboutissant de toutes les affections graves du foie :

Régime lacté absolu ; de préférence, *lait écrémé*, ou *lait centrifugé ;* ce dernier est complètement privé de graisse ; puis, régime carné (JOSUÉ).

Injections sous-cutanées de *sérum glucosé* à 47 ‰. Lavement froid quotidien. Administrer de faibles doses de *sulfate de soude* : 1 à 2 gr. — et de *formine* : 1 gr., cette dernière à titre d'antiseptique biliaire. *Théobromine* : 2 cachets de 0,50 cg. pour favoriser la diurèse. Contre la défaillance cardiaque, injections d'*huile camphrée*. Bains frais (25-28°) s'il y a hyperthermie ; bains à 38°, trois fois par jour, s'il y a hypothermie ou température normale.

Kyste hydatique. — L'intervention chirurgicale avec laparotomie est le traitement de choix, car, lorsqu'on se borne à une ponction et qu'elle a été faite avec les plus grands soins, il peut y avoir des accidents sérieux ou graves, dus au passage, dans le péritoine, de liquide kystique, contenant des ptomaïnes. On a même signalé des cas de mort subite.

Lithiase biliaire. — Prédominance des aliments végétaux, en exceptant ceux irritants pour le rein, ou riches en acide oxalique (asperges, épinards, tomates, oseille, cresson, groseilles, champignons) ou en purines (ris de veau, laitance, chocolat, foie de veau, cervelle, thé, café). Viandes blanches fraîches, poisson de rivière, œufs en quantité modérée, lait, féculents, chicorée, laitue cuite. Fruits cuits et crus : raisin, fraises ; laitage frais. Fromages frais. Boissons abondantes et non alcooliques, à prendre à jeun et loin des repas. Eau d'*Alet, Thonon, Evian, Rochemaure.*

Vie au grand air ; exercice physique modéré ; douches tièdes ; massage général et local.

La médication fondamentale doit être cholagogue et litholytique. On ordonnera la *bile* et les *sels biliaires,* qu'on trouve sous forme de spécialités — l'*huile d'olive,* à raison de 20 à 50 gr., le matin à jeun — ou mieux l'*acide oléique* ou l'*oléate de soude,* en capsules, à la dose de 1 gr.

On alternera avec la médication suivante, par périodes de dix jours :

Sulfate de soude sec	
Phosphate de soude sec	ââ 0,40 cg.
Salicylate de soude	

Pour un paquet, à prendre à jeun, dans un verre d'eau alcaline faible (Alet, Amphion, Evian, Thonon, etc...).

S'il y a de la constipation, éviter les grosses purgations, et se contenter de l'*évonymine* et du *podophyllin,* séparés ou associés :

Evonymine	0,03 cg.
Podophyllin	0,02 cg.

Pour une pilule. Une, le soir, au coucher.

Dans les états douloureux subaigus :

Emplâtre thébaïque du Codex, à deux gr. d'extrait, de dimensions 8 × 8.

A garder plusieurs jours.

ou :

Valérianate d'amyle	**0,15 cg.**

Pour une capsule. Trois à dix par jour.

Contre les lésions inflammatoires d'origine infectieuse, faire des badigeonnages de *teinture d'iode* ou des pointes de feu — ou appliquer de petits *vésicatoires* de 4 × 4, à répéter chaque semaine.

Conseiller une cure à *Evian, Vichy, Salins-Moutiers, Vals.* Eviter le bicarbonate de soude chez les calculeux fébriles et à crises subintrantes.

***Colique hépatique.* — Pas de purgatif, ni de laxatif, pendant la crise. Si les douleurs sont de moyenne intensité : grands bains chauds (38°), applications locales chaudes (compresses, cataplasmes laudanisés) ; petit lavement, contenant 2 à 3 gr. d'*hydrate de chloral,* ou :**

Extrait de belladone	**} ââ trois cg.**
Extrait d'opium	
Beurre de cacao	**3 gr.**

Pour un suppositoire. Deux à quatre en 24 heures ; le second, une demi-heure après le premier, en cas d'effet insuffisant.

Badigeonnages de la région douloureuse, avec un pinceau imbibé de *salicylate de méthyle.*

S'il n'y a pas de vomissements et si la langue n'est pas saburrale, administrer du *valérianate d'amyle* en capsules de 0,15 cg., à raison de quatre à la fois, dose à répéter chaque quart d'heure, jusqu'à concurrence de seize capsules.

Si la douleur est très violente, ne pas essayer ces divers moyens, et injecter d'emblée un c.c. d'une solution de *morphine* et d'*atropine,* ce dernier médicament agissant contre les vomissements :

Chlorhyd. de morphine	cinq cg.
Sulf. neutre d'atropine	deux milligr.
Eau distillée stérilisée	10 gr.

A renouveler une ou deux fois, au besoin, selon la douleur et la susceptibilité du malade, à l'égard de la morphine.

La morphine est contre-indiquée si le pouls est petit et irrégulier, avec menace de syncope ; on peut pallier à cet inconvénient, en faisant en même temps une injection de 2 c. c. d'*huile camphrée éthérée* et de *caféine* (0,25 cg.).

Indications opératoires (d'après RENDLE SHORT).

Indications certaines : Coliques hépatiques fréquentes et graves. Ictère par obstruction, ayant duré plus de 2 semaines. Très grosse vésicule palpable.

Indications immédiates : Perforation de la vésicule avec colique. Obstruction intestinale. Cholécystite aiguë ; si elle a débuté par une colique, opérer après le 3e et 4e jour ; si elle s'accompagne de fièvre, de douleur avec grosse vésicule, opérer au premier jour.

Indication à discuter : Apparition d'une colique apyrétique ou d'une série de coliques, durant un intervalle de repos, après une attaque fébrile grave.

Périhépatite.

P. SÈCHE. — Révulsion locale : *teinture d'iode ; pointes de feu.* Gymnastique prudente. Massage.

P. SUPPURÉE. — Intervention chirurgicale.

Peau (*Manifestations des affections hépatiques sur la*).

HYPERCHROMIES : *Lentigo, Chloasma, Pigmentations diffuses.* — Comme traitement prophylactique, se préserver mécaniquement du soleil, et diminuer la sensibilité des téguments à la lumière solaire, en les badigeonnant avec une solution d'un sel de *quinine* (ajouter, au besoin, de l'antipyrine pour solubiliser), ou en appliquant une pommade quininée de 1/50 à 1/10.

Contre les hyperchromies circonscrites : frictionner, matin et soir, les parties atteintes avec une solution de *sublimé* à 1 pour 500, renfermant 1/100 ou 1/200 de *résorcine*. Appliquer, pendant la nuit un *emplâtre de Vigo*, qu'on enlève le matin, en s'aidant de cold-cream ou mieux d'éther sulfurique. S'il reste de la rougeur, appliquer pour la journée :

Kaolin	4 gr.
Vaseline	10 gr.
Glycérine	4 gr.
Carbonate de magnésie Oxyde de zinc	} ââ 2 gr.

(Brocq et Simon).

L'eau oxygénée donne parfois d'excellents résultats ; on peut la prescrire en lotion ou incorporée à une crème :

Lanoline	8 gr.
Vaseline Eaux de chaux Eau oxygénée	} ââ 4 gr.

(Brocq et Simon).

On ne doit jamais donner d'arsenic à l'intérieur aux personnes atteintes d'hyperchromie, surtout lorsque l'on institue chez elles une médication locale irritante.

Pityriasis simplex. — Eviter le contact du vent, du froid et du soleil ; faire sa toilette à *l'eau salée, boratée ou bicarbonatée* (ââ 5 gr. pour un litre).

Ensuite, passer sur la figure le mélange suivant :

Borate de soude	4 gr.
Glycérine neutre pure Eau distillée de rose	} ââ 50 gr.
Eeau distillée	150 gr.

(Brocq et Simon).

Et poudrer, par dessus, avec du talc ou de l'amidon.

Si ces soins ne suffisent pas, appliquer, pendant la nuit, la pommade suivante (tout en continuant à mettre la lotion précédente) :

Soufre précipité	1 à 2 gr.
Oxyde de zinc	5 gr.
Lanoline	6 gr.
Huile d'amandes douces	8 gr.
Essence de violette	q. s.

(Brocq et Simon).

PRURIT. — Bains tièdes d'*amidon* ou de *gélatine*, à raison de 200 gr. pour un bain ; délayer d'abord dans une petite quantité d'eau chaude. Bains alcalins (250 gr. de *sous-carbonate de soude*) à 35° pendant dix minutes. Douches chaudes en pluie, de dix minutes.

Lotions avec : *eau phéniquée* ou solution de *chloral* au centième ; *vinaigre*, coupé largement d'eau chaude ; solution de *sublimé* au millième,

— Acide tartrique	1 gr.
Glycérolé d'amidon	30 gr.

— Menthol cristallisé	} ãã 0,30 cg.
Gaïacol pur	
Oxyde de zinc	6 gr.
Vaseline blonde	30 gr
Paraffine	1 gr.

(Gaucher).

Pour applications à volonté.

SÉBORRHÉE.

Soufre précipité	15 à 30 gr.
Alcool camphré	25 à 50 gr.
Glycérine neutre pure	5 à 10 gr.
Eau distillée	250 gr.

(On peut y ajouter 1 à 2 gr. de *résorcine*).

(Brocq et Simon).

Bien agiter avant de s'en servir.

Appliquer la lotion, tous les soirs ; savonner le cuir chevelu deux ou trois fois par semaine ou même tous les jours, suivant son degré d'encrassement.

Sédatifs hépatiques :

— *Belladone*
— *Calomel* à petites doses
— *Bromures*
— *Arsenic*

Spirochétose ictéro-hémorragique. — Traitement général de toutes les infections : grands bains chauds, boissons abondantes, toniques cardiaques. *Sérothérapie spécifique* de Martin et Pettit : 60 cc. en deux fois, le premier jour ; 20 à 40 cc. les deux ou trois jours suivants.

Stimulants hépatiques :

— *Fer*
— *Viande*
— *Cholagogues*
— *Eaux de Vichy*
— *Métaux colloïdaux électriques*

Syphilis hépatique.

Chez le *nouveau-né.* — (Voir Ictère syphilitique).

Chez l'*adulte*, traitement mercuro-ioduré (2 à 3 gr. d'*iodure* pendant les intervalles des injections de *sels solubles* à haute dose : 0,03 à 0,04 cg.), avec cure sulfureuse en même temps, pour favoriser l'absorption et l'élimination du mercure.

Eviter les composés arsenicaux.

Tuberculose hépatique (Dégénérescence amyloïde ou cirrhose graisseuse chez l'adulte — Cirrhose cardio-tuberculeuse chez l'enfant). — Eviter l'huile de foie de morue et la suralimentation, de même que l'arsenic. Régime lacto-ovo-végétarien avec un peu de viande. Opothérapie hépato-biliaire. *Digitaline cristallisée* : 1/20e à 1/10e de milligr. par jour.

MALADIES DE L'INTESTIN

Anguillules. — Administrer 50 gr. de *glycérine neutre* : moitié en nature, moitié sous forme de capsules gélatineuses, et donner, deux heures après, un lavement contenant 30 gr. de glycérine. Répéter la cure deux fois par semaine (L. Preti).

Ankylostome. — Même traitement au *thymol* que pour le *tænia*. (Voir plus loin).

Appendicite.

Cas bénins. — Repos complet au lit, avec une vessie de glace sur la partie inférieure de l'abdomen. Diète absolue ; on ne permettra que quelques cuillerées à café d'eau glacée ; suppléer au manque de liquide par des instillations rectales de *sérum artificiel* ou *glucosé* à 47 ‰. N'user d'*opium* par la bouche, ou de *morphine* en injections hypodermiques, qu'en cas de violentes douleurs.

Dès que la fièvre tombe, mettre le malade au régime hydro-lacté, puis lacté, et administrer un laxatif huileux : 15 à 30 gr. d'*huile de ricin* ou d'*huile de vaseline*.

Pour éviter les rechutes, suivre un régime plutôt végétarien, et éviter la constipation ; user de *laxatifs salins*, alternant avec le *calomel*.

Etant donnée la bénignité de l'opération, il vaut mieux la conseiller, même après une crise bénigne, qui risque de se répéter en revêtant une forme grave. Mais, on évitera l'abus du diagnostic d'appendicite chronique, qui n'est souvent qu'une banale cæcalgie.

Cas sérieux ou graves (*avec température élevée, vomissements répétés*, etc...). — Conseiller l'intervention, qui devra être pratiquée le plus tôt possible. Il n'y a qu'avantage à opérer en pleine crise (Témoin, Hartmann). Remettre l'opération, pour la faire à froid, c'est aller contre l'intérêt du patient, surtout en dehors des grands centres, où il ne peut être suivi.

Ascarides lombricoïdes.

Poudre fraîchement pulvérisée de semen-contra	0,30 à 0,50 cg. par année d'âge.
Miel	q. s. pour un électuaire.

Donner la dose en deux fois, matin et soir, pendant trois ou quatre jours, et administrer, en même temps, le dernier jour, du *calomel* à dose purgative : 0,05 cg. par année d'âge chez l'enfant.

ou :

Santonine	0,01 cg. par année d'âge.

En paquets, tablettes ou pastilles. (Ne jamais employer la santonine chez les enfants âgés de moins de 2 ans.)

La santonine étant rapidement absorbée et pouvant facilement déterminer des accidents, il vaut mieux l'administrer dans un véhicule, qui lui permette d'arriver au parasite, sans nuire au malade. Ce véhicule est l'huile :

Santonine	0,01 cg. par année.
Huile d'amandes douces	5 gr.

Dissoudre et ajouter :

Sirop de gomme	40 gr.
Eau de fleurs d'oranger	q. s. p. 60 c. c.

(Pellissier).

Chez l'adulte, on peut aller jusqu'à 0,25 cg.

Athrepsie. — (Voir Gastro-entérite infantile).

Avitaminose. — Jus de fruits, et en particulier de *citron*.

Chez les enfants, ajouter au lait bouilli une décoction de *céréales cortiquées*. Eviter les farines trop raffinées.

Cancer du côlon. — *Le côlon pelvien* est le plus souvent atteint.

Résection large de la tumeur et de tout le territoire ganglionnaire correspondant, avec le méso taillé en coin (OKINCKZYC).

Pour la *moitié droite du côlon*, quand la résection comprendra le segment iléocœcal, le rétablissement de la continuité intestinale se fera par implantation latérale de l'intestin grêle dans le côlon, fermé par double surjet à son extrémité.

Quand l'extirpation est impossible, pratiquer un *anus contre nature*, pour éviter l'obstruction.

Eviter l'action irritante des purgatifs ; s'en tenir à *l'huile de ricin*. Applications chaudes, et piqûres de *morphine* contre les douleurs. Faire des lavages au *permanganate de potasse*, à 1 °/oo, ou au *chlorate de soude* à 10 °/oo contre la mauvaise odeur.

Radiumthérapie, quand la tumeur est localisée au rectum.

Coliques.

COLIQUES APPENDICULAIRES. — Glace en permanence. Donner par jour 0,10 cg. *d'extrait thébaïque* en pilules, ou faire des injections de *morphine* : 0,02 à 0,03 cg. par cinq milligr. à la fois.

COLIQUES BANALES. — Applications chaudes. Lavement d'un verre d'eau tiède, à conserver, contenant 15 gouttes de *laudanum* — ou :

Extrait gras de cannabis	trois cg.
Extrait thébaïque	deux cg.
Extrait de belladone	trois cg.
Julep gommeux	150 c. c.

A prendre en 24 heures, par cuillerées à soupe.

COLIQUE DE PLOMB.

Extrait de belladone	0,10 cg.
Julep gommeux	150 c. c.

A prendre en 24 heures, par cuillerées à soupe.

Pour éliminer le toxique, prendre, dans la journée, par petites gorgées, une infusion de 20 gr. de folioles de *séné*, à laquelle on ajoute 30 gr. de *sirop de nerprun* (A. Robin).

Les jours suivants, continuer la belladone, à dose moindre, et avoir recours au *sulfate de soude* à dose modérée : 10 à 15 gr., ou à l'*eau-de-vie allemande* : 5 à 10 gr.

Méthode de Deléarde. — Injection sous-cutanée de 250 à 500 gr. de *sérum artificiel*. Par la provocation de phénomènes d'osmose à la surface de l'intestin, la douleur serait calmée immédiatement, et une selle se produirait dans les 24 heures.

On a encore conseillé l'*huile d'olive* : 20 à 100 gr. par jour, et le *nitrite d'amyle* : V gouttes en inhalations, à renouveler quatre ou cinq fois, dans la journée.

Coliques post-opératoires (*dues aux gaz*). — Enlever le pansement, et ne laisser qu'une compresse sur la suture. Appliquer une vessie de glace, pendant 24 heures, en interposant de la flanelle ou de la gutta (A. Schwartz).

Colites. — (Voir Entérites).

Constipation. — Symptôme lié à une foule de causes différentes : sédentarité, affections de l'estomac et du foie, gynécopathies, ptose intestinale, dilatation ou brides intestinales, etc. Pratiquer d'abord le traitement causal.

Si l'*atonie* semble dominer, conseiller le *massage*, les *lavements frais*, l'*exercice* et la *gymnastique* de chambre, visant les muscles abdominaux.

Si la constipation a, au contraire, une allure *spasmodique*, conseiller l'*hydrothérapie générale tiède*, les *lavements simples, glycérinés ou huileux chauds* : 100 gr. au coucher — et le *chanvre indien* : un cg. d'extrait gras, en pilule, le soir.

S'il y a *ptose abdominale*, une sangle de hauteur convenable et appliquée très bas, guérit dans certains cas la constipation, ou favorise toujours le traitement médicamenteux.

CONSTIPATION BANALE.

— Hydrate de magnésie
Lactose
Poudre de réglisse } ââ 15 gr.

Une ou deux cuillerées à café, le matin, à jeun, dans un demi-verre d'eau.

— Huile de vaseline. 150 c. c.

Une cuillerée à soupe à jeun, ou au début des repas. (A éviter dans l'atonie gastrique, qu'elle augmenterait).

— Mucilage de *graines de lin* ou de *psyllium* (20 à 40 gr. de graines) à jeun, ou au coucher.

— *Agar-agar* : 5 à 10 gr. par jour, au début des repas.

— Injection hypodermique quotidienne de 2 c. c. d'une solution de *sulfate de magnésie* à 25 % ; la constipation serait guérie au bout d'une dizaine de jours. (Si l'injection est faite profondément, elle est douloureuse).

CONSTIPATION PAR DYSPEPSIE HYPOCHLORHYDRIQUE.

Outre le traitement causal :

Poudre de cascara 0,30 à 0,50 cg.

Pour un cachet, le soir, au coucher.

ou :

Extrait de cascara 0,10 cg.

Pour une pilule. Une à deux, le soir.

— Quassine amorphe	deux cg.
Bicarbonate de soude	0,30 cg.
Poudre de noix vomique	deux cg.

Pour un cachet. Un, après chacun des deux repas.

— Sulfate de soude	20 gr.
Chlorure de sodium	5 gr.
Eau	1 litre

Un grand verre, le matin, à jeun.

CHEZ LES HYPERCHLORHYDRIQUES.

Carbonate de bismuth	ââ 20 gr.
Magnésie lourde	
Phosphate tricalcique	

Une cuillerée à café, dans un peu d'eau, avant chacun des deux ou trois repas. On obtient souvent un effet purgatif avec cette formule, qui s'adresse autant à la gastropathie qu'à la constipation ; il convient alors de diminuer la quantité de magnésie.

GROSSESSE.

Poudre ou *extrait de cascara ;* — *magnésie hydratée ;* — autres indications indiquées à CONSTIPATION BANALE.

Eviter la rhubarbe et le podophyllin chez les nourrices.

CHEZ LES HÉPATIQUES.

Evonymine	0,02 cg.
Podophyllin	0,04 cg.
Poudre de belladone	0,01 cg.

Pour une pilule. Une à deux, le soir.

— Calomel 0,02 à 0,05 cg.

Pour un paquet, le matin, à jeun, avec addition de *lactose.*

— Préparations de *bile* et de *sels biliaires.*

— Lavements d'un quart de litre d'eau, contenant 5 gr. d'*extrait sec de bile* (BENSAUDE et VICENTE). L'action serait constante, au bout de cinq à dix minutes, et il n'y aurait pas d'accoutumance.

CHEZ LES NEURO-ARTHRITIQUES.

Sel de Seignette (Tartrate de potasse et de soude) : 5 à 10 gr. le matin, dans un demi-verre d'eau chaude.

— Ecorce vieille de bourdaine concassée, 2 gr.

Faire bouillir 20 minutes dans une tasse d'eau ; laisser infuser à froid 4 à 5 heures, puis décanter. A prendre au coucher.

Les résultats que donne la *belladone* ne légitiment pas la vogue dont elle jouit comme laxatif.

Chez les saturnins. — Donner, à jeun, une ou deux cuillerées à soupe d'un mélange à parties égales de *miel* et de *soufre lavé*, dans un liquide quelconque.

Constipation tenace. (*Obstruction intestinale chronique*). — *Côlectomie partielle* (Pauchet) ; l'opération serait bénigne.

Chez les enfants. — Donner une à deux cuillerées à café de *lactose*, dans du lait chaud, le matin, à jeun; ou le soir, au coucher — ou 50 gr. de *miel*, ou 10 à 30 gr. de *manne*, dans du lait chaud, à jeun. On peut également employer la solution *d'intrait de mauve* — le *sirop de fleurs de pêcher* (10 à 20 gr.), ou l'infusion à 20 ‰.

Chez les nourrissons. — *Magnésie anglaise* : une forte pincée, chaque deux jours, dans du lait sucré — ou ajouter 5 gr. de *lactose* par biberon.

— Huile de ricin	15 gr.
Huile d'amandes douces	50 gr.

Une demi-cuillerée à café, le matin.

— Sirop simple de rhubarbe	80 gr.

Une cuillerée à café.

Diarrhée.

Diarrhée banale. — Infusion de racines de *bistorte*, après les repas et le matin, à jeun — de *tormentille* ou *d'ortie grièche.*

— Sous-nitrate de bismuth	3 gr.
Eau de menthe	20 gr.
Infusion de bistorte	60 gr.
Sirop de ratanhia	30 gr.

A prendre, en trois fois, dans la journée.

— Dermatol	0,30 cg.
Sous-nitrate de bismuth	0,50 cg.
Poudre d'opium	deux cg.

Pour un cachet ; trois à quatre par 24 heures.

— Tannigène. 1 gr.

Pour un cachet ; deux à quatre par jour.

— *Oxyde de zinc* : 2 gr. par jour, en pilules glutinisées de 0,10 cg., par deux à la fois. (Durand et Dejust).

— Laudanum de Sydenham XXV gouttes.
Décoction de ratanhia 250 gr.

Pour un lavement à garder.

Diarrhée cholériforme.

Formiate d'éthyle 1 à 2 gr.
Eau distillée 200 gr.
Sirop de cachou 40 gr.
(Rachon)

Une cuillerée à soupe, toutes les 3 heures.

Diarrhée dysentériforme (*sans germes spécifiques*).

Chl. d'émétine 0,04 cg.

En injections hypodermiques, pendant 3 ou 4 jours.

Salicairine : 6 à 20 comprimés à 2 %.

Diarrhée des tuberculeux.

Par suralimentation. — Laisser le tube digestif au repos presque complet, pendant 24 heures : eau de riz et bouillon de légumes. Potion au *bismuth*, comme plus haut, ou potion gommeuse au *phosphate tricalcique* : 5 gr. — Infusion de *colo.*

Eviter ensuite tous les abus alimentaires.

Par lésions spécifiques de l'intestin. — Alimention composée exclusivement de bouillon de légumes, de pâtes et d'œufs. Outre les médicaments usuels, s'adresser au *bleu de méthylène*, sous forme de cachets :

Bleu de méthylène 0,20 cg.
Lactose 0,50 cg.

Pour un cachet. Deux par jour, au milieu des repas.

ou de lavements à 0,40 cg. par litre, à raison de trois par jour, de chacun un tiers de litre.

— Collargol	1 gr.
Eau distillée	50 gr.
Elixir de Garus	30 gr.
Sirop simple	q. s. p. 150 c.c.

Une à deux cuillerées à soupe par jour.

— *Paratoxine* : 5 à 20 c. c. par la voie buccale.

— *Acide lactique* : 3 à 8 gr. par jour, en potion.

Diarrhée infantile. — (Voir aussi Gastro-entérite.)

Diarrhée verte biliaire, acide. — Applications chaudes sur l'abdomen. Eaux alcalines en petite quantité (*Vals Saint-Jean*), pour couper le lait, à raison d'une cuillerée à soupe pour un biberon, ou avant chaque tétée. *Tannigène, tannalbine, s. n. de bismuth, phosphate tricalcique* : 0,10 cg. par mois d'âge. — *Gelée antidiarrhétique* : 20 à 30 gr. par biberon ; la liquéfier auparavant, en plongeant le flacon dans de l'eau tiède.

Diarrhée verte bacilliaire, neutre ou alcaline. — Diète hydrique, réalisée sous forme d'eau bouillie, d'eau minérale indifférente : *Evian, Alet, Thonon*, et de décoction de céréales. — Lavages de l'intestin au moyen d'une sonde de Nélaton n° 20, et sous faible pression, avec, chaque fois, un demi-litre de *sérum artificiel*, agissant en même temps comme hydratant des tissus et comme stimulant.

— Acide lactique	1 gr.
Sirop de coings	} àà 45 c. c.
Eau distillée	

Une cuillerée à café entre les tétées, huit à dix fois par jour (Enfant de six mois).

Salicairine : 5 à 20 gouttes de la solution à 1 %.

H. de Rotschild a conseillé d'additionner le lait (pur et écrémé) de 1 % d'*acide lactique* — et Gallois et Walter d'ajouter à 100 gr. de lait (sucré et coupé au tiers d'eau bouillie) vingt gouttes d'*eau oxygénée*.

S'il y a *hypothermie*, donner deux à quatre bains par jour, de dix minutes, à 35° environ.

Contre l'asthénie, injections sous-cutanées de *sérum artificiel* : (10 à 30 gr. par jour) additionné au besoin de *caféine* :

Eau non distillée stérilisée	300 gr.
Chlorure de sodium	2 gr. 10
Benzoate de caféine	0,75 cg.

(Marfan).

Dysenterie.

Prophylaxie. — Se résume à n'introduire dans le tube digestif aucun des agents de la dysenterie (bacilles, amibes, flagelles, spirilles), provenant eux-mêmes d'un cas antérieur de dysenterie. S'abstenir par conséquent de tout aliment cru, susceptible d'avoir été souillé *directement* ou *indirectement* par des matières fécales, en particulier par l'épandage et par les mouches, qui sont les agents de dissémination les plus actifs de la dysenterie bacillaire. S'abstenir aussi d'aliments exposés en plein air aux éventaires des marchands de comestibles, exposition qui constitue une formidable erreur hygiénique.

Certains fruits, tels que raisins, cerises, peuvent être rendus inoffensifs par trempage, pendant deux heures au moins, dans une solution de *permanganate de potasse* à 1 pour 2000, suivi de rinçage à l'*eau bouillie*. Comme boissons : eau bouillie conservée jusqu'à utilisation et à l'abri des poussières dans le récipient où elle a été portée à l'ébullition, mais jamais plus de 24 heures ; car l'eau bouillie se pollue avec une extrême facilité, ainsi d'ailleurs que toutes les infusions végétales, qu'il est préférable de toujours consommer chaudes.

Eviter les refroidissements, provoquant des diarrhées favorisantes.

En cas de contact avec des malades atteints de dysenterie bacillaire, avoir recours préventivement au *sérum antidysentérique* de Dopter, qui, injecté à la dose de 10 c.c., confère une immunité de 10 jours.

DYSENTERIE AMIBIENNE.

Débute souvent par des troubles digestifs, en particulier par de la diarrhée, dont la cause risque d'être méconnue, si on ne fait pas l'examen microscopique des selles, toujours nécessaire, d'ailleurs, pour confirmer le diagnostic, et pour contrôler la guérison après traitement.

Eviter, dans le traitement de ces diarrhées prémonitoires, *l'emploi du bismuth et des opiacés* qui, en s'opposant à l'évacuation des parasites, risquent, après une accalmie passagère et trompeuse, d'aggraver la situation. Dans ces cas, et *a fortiori* dans la dysenterie confirmée, il convient : 1° de drainer l'intestin par des purgations salines, aussi précoces que possible (*sulfate de soude, sel de Seignette*, à la dose de 30 à 50 gr.) — 2° d'attaquer, en même temps, l'amibe par des injections sous-cutanées de *chlorhydr. d'émétine*, à la dose de 4 à 8 cg. par jour, en une ou en deux fois, pendant une dizaine de jours.

RAVAUT conseille 10 injections intra-veineuses de *novarsenobenzol* (la première à 0,15 cg., les autres à 0,30 cg.), faites de 4 en 4 jours. Il intercale trois séries de 3 injections d'émétine (chacune à 0,04, 0,06, 0,08 cg.) entre la première et la quatrième injection de novarsénobenzol, et 3 autres séries semblables, après la septième injection de novarsénobenzol.

Contre les FORMES KYSTIQUES, plus rebelles, faire du drainage intestinal par purgations salines ou huileuses, et, *en même temps*, attaquer directement les parasites par l'*iodure double d'émétine et de bismuth*, à la dose de 0,05 à 0,20 cg. Continuer le lendemain par le novarsénobenzol aux mêmes doses. Alterner ces deux médicaments pendant 12 jours. Les prescrire par la bouche, enrobés dans du gluten, ou en capsules de gélatine formolée.

A défaut de ces médicaments, à la fois les plus actifs et les mieux tolérés par les malades, on aura recours à l'*ipéca*, pénible à supporter, mais qui, bien manié, donne des succès rapides.

Méthode de Delioux de Savignac :

Racine d'ipéca concassée ou poudre d'ipéca 2 à 4 gr.

Faire bouillir 5 minutes dans :

Eau 200 gr.

Passer et ajouter :

Sirop d'opium
Hydrolat de cannelle } ãã 30 gr.

L'addition de 0,20 à 0,40 cg. de *menthol* à cette potion en atténue les effets nauséeux.

A prendre en 24 heures par cuillerées à soupe.

Ipéca à la brésilienne :

Racine d'ipéca concassée	2 à 4 gr.
Eau	300 gr.

Laisser macérer 24 heures. Décanter et administrer en 24 heures par cuillerées à soupe.

Le deuxième jour, avec le même ipéca, faire une infusion, suivie de macération pendant 24 heures. Décanter et absorber en 24 heures.

Le troisième jour, faire une décoction, et absorber le tout en 24 heures, *sans décanter.*

Il est utile de faire précéder l'administration de l'ipéca par une purgation saline : 40 gr. de *sulfate de soude*, le premier jour — et 10 à 20 gr. les deux jours suivants.

En somme, combiner la médication spécifique (ipéca) avec la médication évacuante (sulfate de soude ou sel de Seignette).

Pilules de Segond :

Poudre d'ipéca	0,10 cg.
Calomel	0,20 cg.
Extrait d'opium	0,05 cg.
Sirop de nerprun ou miel blanc	q. s.

Divisez en 6 pilules, 1 pilule toutes les heures, dans la journée, pendant 3 ou 4 jours au plus.

Craindre la stomatite mercurielle, surtout chez les sujets asthéniques débiles, prendre les plus grands soins de la bouche.

Le *Kho-Sam*, à raison de 4 à 12 graines par jour, progressivement, a donné de bons résultats, Concasser les graines, en exprimer légèrement l'huile dans un buvard, et les administrer dans du pain azyme.

Dans les FORMES TORPIDES, chroniques, de la dysenterie, où se rencontrent surtout des kystes amibiens, faire le drainage de l'intestin, et donner l'iodure double d'émétine et de bismuth, comme il a été indiqué ci-dessus. *On ne peut parler de guérison qu'après déparasitation complète de l'organisme.*

TRAITEMENT LOCAL. — Les lavages intestinaux, les lavements rendent des services, bien que l'emploi de l'émétine en ait restreint l'importance et les indications. On peut employer pour cet usage :

la *liqueur de Labarraque*, à la dose de 10 à 20 ‰, après un lavement évacuateur.

— l'*eau oxygénée* à 12 volumes, étendue de 4/5 d'eau bouillie ou, par moitié, de solution aqueuse de bicarbonate de soude à 4 ‰.

— le *bleu de méthylène* : 0,10 à 0,25 cg. dans 500 à 1,000 gr. d'eau et répétés plusieurs fois dans la journée.

— la *créosote* :

Créosote	2 à 5 gr.
Huiles d'amandes douces	Q. S. pour dissoudre
Jaune d'œuf	pour émulsionner.
Eau bouillie tiède	200 à 500 gr.

(Billet).

Dans les FORMES GANGRÉNEUSES ET HÉMORRHAGIQUES, observées parfois aux colonies, surtout chez les fumeurs d'opium, les selles sont rapidement modifiées par des lavements iodés et gélatinés.

Gélatine	5 gr.
Iode	0,20 cg.
Iodure de potassium	Q. S. pour dissoudre.
Eau	1.000 gr.

(Seguin).

Dans les formes chroniques : lavements au *nitrate d'argent* de 0,10 à 0,25 cg. pour 500 à 1.000 gr. d'eau distillée. Ils ont l'inconvénient d'être douloureux.

COMPLICATIONS. — La plus fréquente complication de la dysenterie amibienne est l'*hépatite suppurée*, résultat d'une embolie amibienne par la veine porte. Y songer toujours, en cas d'amibiase intestinale, de façon à faire un diagnostic précoce. — Les injections d'*émétine*, parfaitement efficaces, peuvent enrayer l'évolution de la lésion et empêcher la formation de l'abcès. Les tout petits abcès, déjà constitués, peuvent s'enkyster sans inconvénient ou même être résorbés, après leur déparasitation par l'émétine.

Les grands abcès doivent être évacués par hépatotomie, et leurs parois être déparasitées par des injections d'émétine.

Les autres localisations de l'amibe sont rares et le plus souvent méconnues. Elles doivent cependant être soupçonnées et traitées aussitôt par l'émétine.

(SEGUIN).

DYSENTERIE BACILLAIRE.

Diète hydrique ; eau de riz. Applications chaudes sur l'abdomen. Lavements émollients : *graines de lin, guimauve, amidon*.

Sérum de VAILLARD et DOPTER, utile surtout dans les formes à bacille de Shiga.

Dans les *cas moyens*, injecter 20 c. c. le premier et le second jour ; ensuite, 10 c. c.

Dans les *formes graves*, injecter d'emblée 40 à 60 c. c. et recommencer le lendemain. Si les symptômes ne sont pas suffisamment amendés, le sérum doit être employé chaque jour, à des doses décroissantes, jusqu'à ce que le nombre des selles s'abaisse à quelques unités. Dans les *cas très graves*, injecter 100 c. c. le premier jour, en deux fois. Continuer cette dose jusqu'à ce que les symptômes d'intoxication soient apaisés ; puis, pratiquer des injections décroissantes, sans cesser brusquement, jusqu'à ce que le chiffre des selles se rapproche de l'unité.

Demi-dose de 5 à 15 ans ; un tiers ou un quart, au-dessous de cet âge.

Le sérum antidysentérique peut être employé également en injections intra-veineuses, à la dose de 40 à 50 c. c. dans les cas très graves.

En cas d'insuccès, donner 2 gr. de *sulfate de soude* par heure (20 gr. par jour), en maintenant la diète hydrique stricte.

Entéro-côlite muco-membraneuse. — Symptôme — et *non affection autonome* — presque toujours lié à une gastropathie ou une hépatopathie, *dont il est la conséquence ;* rarement à une appendicite chronique, ou à une lésion utéro-annexielle.

Le traitement doit, dans tous les cas, s'adresser à un organe autre que l'intestin, c'est-à-dire à la maladie causale.

On mettra les malades au repos, à l'hydrothérapie tiède ou froide, au massage, à tel régime déterminé, selon les cas. Le plus souvent, le **traitement de l'hyperchlorhydrie** suffit à modifier, en quelques jours, les manifestations intestinales.

Contre la *constipation*, on emploiera les laxatifs doux : *magnésie lourde, poudre de réglisse*, etc.

Contre les *fermentations*, quand elles existent ; le *phosphate de trinaphtyle* : 0,05 cg. une heure avant les deux repas, en comprimés — le *peroxyde de magnésie* : 0,15 à 0,25 cg. en cachets, après les repas — le *soufre lavé* : 1 à 2 gr., le matin, à jeun — l'*amidon paraffiné*.

Contre les *crises diarrhéiques et douloureuses* : repos au lit, applications chaudes, lavements *amidonnés* et *laudanisés*. (25 gouttes de laudanum et une cuillerée à café d'amidon). Prendre par jour, quatre des paquets suivants :

Pavéron ou pantopon	un cg.
Phosphate tricalcique	1 gr.

On voudra bien remarquer, d'après la simple observation clinique, que, dans la forme chronique et banale, les *ferments lactiques* sont rarement de quelque utilité. Ils ont, de plus, l'inconvénient de favoriser la décalcification (Lœper) et l'hyperchlorhydrie. Comme le charbon dans la flatulence gastrique, ils ne méritent en rien la vogue de mode, dont ils jouissent.

Entéroptose. — Ce mot désigne, non pas la ptose de l'intestin, mais un déséquilibre total de l'abdomen, d'origine traumatique, par effort ou accouchement (*Ent. primitive*), ou bien provenant d'une maladie de la nutrition (*Ent. secondaire = hépatisme* de GLÉNARD).

E. PRIMITIVE. — Le traitement sera presque exclusivement statique : port d'une sangle, appliquée bas, munie ou non d'un coussinet, ou de pelotes pneumatiques.

E. SECONDAIRE OU HÉPATIQUE. — Relever les viscères par une sangle, et faire du massage de tout l'abdomen.

Régulariser les selles par un laxatif salin à jeun ; un paquet contenant 4 gr. de *sulfate de soude* et 3 gr. de *sulfate de magnésie*.

Modifier le fonctionnement du tube digestif, par l'ingestion d'une cuillerée à café du mélange suivant :

Bicarbonate de soude	10 gr.
Magnésie calcinée	20 gr.

Comme nourriture, prendre surtout de la viande, des œufs, des légumes verts, des pâtes.

Hydrothérapie froide : deux douches par jour de 30 secondes. Débuter par de l'eau tiède, terminer par une affusion froide, chez les sujets hypernerveux.

Electricité statique.

Injections toniques hypodermiques : strychnine, glycérophosphate de soude, etc.

(D'après GLÉNARD).

Fermentations. — Veiller, avant tout, à la constipation.

F. GAZEUSES.

Phosphate de trinaphyle : 0,10 à 0,15 cg. par jour, en comprimés de 0,05 cg., une heure avant les repas.

Peroxyde de magnésie : 0,15 à 0,25 cg. en cachets, après les repas.

Chloramine T. : 0,20 cg. par jour, en quatre prises, associée au *charbon* et à la poudre d'*agar-agar*, en cachets (CARNOT et BONDONY).

F. BACTÉRIENNES (*Par pullulation des bacilles protéolytiques et diminution des saccharolytes*).

Ferments lactiques, avec régime féculent et lactosé. *Bouillon paralactique* de Tissier : un verre à bordeaux, une heure avant les repas, dans de l'eau lactosée. Comprimés de *cultures desséchées de ferments lactiques* : deux à trois, de la même façon.

Képhir. — Liquide crémeux, mousseux, d'une saveur piquante, résultant de la fermentation lacto-alcoolique du lait de vache ou de brebis, par addition de graines de *képhir*. Il en existe 3 numéros, correspondant au nombre de jours, pendant lesquels la fermentation s'est poursuivie. Le n° 1 est peu acide, peu alcoolisé et légèrement laxatif ; le n° 3, plus riche en alcool et en acide lactique, est constipant. Le *képhir maigre* est fait avec du lait écrémé. On en prend un demi à deux litres par jour.

Koumys. — Même mode de préparation, mais avec du lait de jument. Moins gras et plus alcoolique que le képhir.

Yoghourt. — Lait caillé bulgare, obtenu au moyen de la *maya* ; très nutritif, contient un peu moins d'acide lactique que le képhir. On le prend comme petit déjeuner, ou comme goûter ou avec des pâtes, aux repas.

Amidon lactique paraffiné, qui arrive intact dans le côlon (Doumer), et permet au ferment lactique de se développer.

Soufre lavé : 1 gr. par jour, en 3 cachets (Lemoine).

Fissure anale.

Veiller soigneusement à la constipation. Faire des lotions avec une décoction chaude astringente : *racines de ratanhia, de bistorte, de fraisier*, etc., à 20 °/oo.

Matin et soir, et au moment des douleurs, introduire dans l'anus la pommade suivante :

Extrait de belladone	} àà vingt-cinq cg.
Extrait d'opium	
Chl. de cocaïne	cinquante cg.
Ergotine	1 gr.
Vaseline	15 gr.

Ou avoir recours à la même association médicamenteuse sous forme de suppositoires.

Cautérisation au *nitrate d'argent*, tous les 3 ou 4 jours.

Le moyen le plus radical est la *dilatation du sphincter*. Je connais pourtant plusieurs cas de guérison par des instillations biquotidiennes d'*alcool camphré*, additionné de *cocaïne*.

Gastro-entérite infantile.

GASTRO-ENTÉRITE AIGUË. — Diète hydrique, pendant 24 ou 48 heures, consistant en eau bouillie, tisanes très légères de feuilles d'oranger ou de tilleul, eau d'Évian ou d'Alet. Donner à boire à l'enfant très souvent et peu à la fois (une à trois cuillerées à soupe). La quantité de liquide, absorbée en 24 heures, devra être équivalente à la quantité de lait, prise dans le même temps par un enfant bien portant.

Lavages de l'intestin au moyen d'une sonde de Nélaton n° 20, sous une pression faible (0,80 cm.) ; employer un demi-litre d'eau bouillie, à peine tiède, ou de *solution physiologique de chlorure de sodium*, qui agira à la fois comme moyen d'hydratation des tissus et soustraction de calorique.

Contre l'hypothermie, donner deux à quatre bains chauds par jour, de dix minutes, à 35° environ.

Contre l'asthénie : injections sous-cutanées de *sérum artificiel* (10 à 60 gr. par jour), additionné au besoin de caféine :

Eau non distillée stérilisée	300 gr.
Chlorure de sodium	2 gr. 10
Benzoate de caféine	0 gr. 75

(Marfan).

RÉGIME PRÉPARATOIRE A LA REPRISE DU LAIT.

Bouillon de légumes de MÉRY. — Mettre pour un litre d'eau :

Carottes	45 gr.
Pommes de terre	60 gr.
Navets	15 gr.
Pois et haricots secs	āā 15 gr.

Faire bouillir, pendant quatre heures, dans une marmite fermée, et ajouter, *après la cuisson*, 5 grammes de sel pour un litre de bouillon. (On ajoute le sel seulement à ce moment, pour éviter que la concentration du bouillon ne vienne augmenter la teneur en NaCl).

Ce bouillon doit être préparé tous les jours et employé frais. Il servira à préparer des bouillies claires, à la crème de riz (une cuillerée à café pour 100 c. c.), qui se prendront au biberon, aux mêmes doses que le lait.

Décoction végétale de COMBY. — Faire bouillir, à l'air libre, pendant 3 heures, dans 3 litres d'eau :

Blé	āā 30 gr.
Orge perlé	
Maïs concassé	
Haricots blancs secs	
Pois secs	
Lentilles	

Ajouter, à la fin de la cuisson :

Chlorure de sodium	5 gr.

Il reste un litre environ. Passer et donner pur, ou faire de petites bouillies.

Après une semaine environ de ce régime, revenir progressivement au lait.

Bouillon d'orge de MARFAN. — Moudre une cuillerée à café d'orge perlé dans un moulin à café ; faire bouillir pendant un quart d'heure, dans 100 gr. d'eau ; filtrer et ajouter au lait.

Soupe de viande-carottes. — Chez les nourrissons anémiques, on emploiera la soupe de viande-carottes de MORO.

A. Bouillon de viande.

Viande de bœuf	500 gr.
Eau	1 litre.

Faire cuire pendant une heure. Puis laisser refroidir, pour dégraisser

B. Décoction de carottes.

Carottes pelées et coupées	500 gr.
Eau	1 litre.

Faire bouillir 45 minutes.

Exprimer ensuite dans le bouillon à travers une fine passoire. Ajouter 5 grammes de sel.

GASTRO-ENTÉRITE CHRONIQUE (ATHREPSIE). — Changement d'air et de milieu. Séjour à la campagne.

Veiller au bon entretien de la bouche par des lavages fréquents à l'eau de Vichy.

Tenter l'*allaitement* au sein ou l'allaitement artificiel, qui lui est souvent supérieur chez les atrophiques un peu âgés (KELLER) ou l'allaitement mixte. Employer alors le *lait homogénéisé* (1), de préférence au lait stérilisé ordinaire.

Si l'allaitement n'est pas supporté, appliquer le régime hydrocarboné, qui empêche les putréfactions azotées de l'intestin, et rend meilleure l'assimilation de l'albumine.

Ce régime peut être réalisé de trois façons (TERRIEN) :

1° *Bouillon de légumes*, comme précédemment.

2° *Babeurre*. — Mode de préparation de JACOBSON : Le lait n'ayant subi aucun chauffage préalable est laissé, pendant 24 heures, à la température de la chambre (18° à 20°), dans un vase couvert. On peut favoriser l'acidification, en l'ensemençant avec du lait aigri. Au bout de ce temps, on le bat dans une baratte ménagère, facile à nettoyer; en une demi-heure environ, le beurre est séparé du lait ; ce qui reste est le babeurre.

On en fait une bouillie claire de la façon suivante : dans un litre de babeurre, on dilue une forte cuillerée à soupe (10 à 12 grammes) de farine de froment, riz, arrow-root, etc., etc. On porte le mélange à l'ébullition sur un feu doux, en agitant sans cesse (une agitation continue est indispensable, pour obtenir des grumeaux suffisamment fins) ; le chauffage doit être lentement progressif, de façon à ce que l'ébullition ne se produise qu'au bout d'environ 25 minutes. On laisse monter le lait trois fois, puis on ajoute 75 à 90 grammes de sucre (15 à 18 morceaux). Si

(1) Ce lait, de conservation indéfinie, a subi une opération mécanique, qui aboutit à une division très avancée des globules gras, et rend l'émulsion stable ; il donne dans l'estomac un caillot peu dense. Les globules butyreux du lait homogénéisé sont animés d'énergiques mouvements browniens.

le beurre ne se sépare pas du lait, plonger le vase contenant le lait dans de l'eau à 35° environ, pendant une demi-heure.

Délayer la farine dans une petite quantité de liquide, avant de l'incorporer au babeurre.

Agiter le babeurre avant de le donner à l'enfant (aux mêmes doses que le lait) car, par le repos, il se sépare en deux couches : petit lait et caséine coagulée.

On a décrit la *fièvre de babeurre*, par réveil des phénomènes infectieux de l'intestin. Supprimer alors momentanément cet aliment, si la température arrive à 39°.

3° *Soupe de malt de* Sevestre. — Prendre un tiers de litre de lait et deux tiers d'eau ; ajouter 120 gr. de farine et 25 gr. de sucre. Faire bouillir 10 minutes ; il en résulte une masse analogue à de la colle de pâte. Laisser refroidir, et, lorsque le mélange est tiède, ajouter une cuillerée à café de *malt*, qui liquéfie toute la masse et permet de l'administrer au biberon.

Revenir peu à peu au régime lacté.

Dans la Diarrhée des féculents, surtout chez les nourrissons un peu âgés, on essaiera la *viande crue pulpée* : de 10 à 50 gr. par jour — ou le *jus* de 50 à 100 gr. de viande, incorporé à du sirop de groseille.

Hémorragie intestinale.

Par entéro-colite. — Petits lavements d'un verre d'eau chaude, contenant le quart ou le tiers d'*eau oxygénée* et une pincée de *bicarbonate de soude*, pour désacidifier cette dernière.

Par hémorroïdes. — Applications d'eau à 45°, suivies de l'introduction de la pommade suivante :

Ergotine	2 gr.
Extrait de ratanhia	1 gr.
Solution d'adrénaline à 1 °/oo	5 gr.
Vaseline	30 gr.

ou d'un tamponnement avec de l'ouate, imbibée de la solution officinale d'*adrénaline*, ou d'une solution à 1 p. 5 d'*antipyrine*.

Si l'hémorragie est abondante, injecter la solution suivante, rectale, à garder :

Chlorure de calcium *cristallisé*	5 gr.
Grénétine	10 gr.
Eau distillée	q. s. p. 150 c. c.

Par côlite ulcéreuse. — (Voir Ulcérations intestinales).

Par polype rectal. — Extirpation.

Les autres hémorragies : melæna, cancer intestinal, diphtérie, fièvre typhoïde, affections du foie, relèvent d'un traitement général.

Hémorroïdes. — Bains de siège fréquents. Vie plutôt active, avec exercice modéré. Régime alimentaire plutôt végétarien. Eviter l'alcool et les épices. Veiller à la régularité des selles. Eviter les drastiques, et se contenter de laxatifs du type suivant :

Magnésie hydratée	15 gr.
Lactose	20 gr.
Poudre de réglisse	10 gr.

Une ou deux cuillerées à café, à jeun, dans un demi-verre d'eau.

Localement : prendre un petit lavement chaud quotidien, à garder un quart d'heure, comme décongestionnant. Y ajouter 2 à 3 gr. d'*alun*, ou deux cuillerées à café de *teinture de ratanhia* ou d'*eau blanche*.

Suppositoires avec :

Extrait	aqueux de cyprès	0,15 cg.
—	de belladone	0,08 cg.
—	thébaïque	deux cg.

(Leclerc).

Contre les *douleurs* : tamponner, tous les matins, les hémorroïdes avec de l'*eau alcoolisée*, aussi chaude que possible (un verre d'alcool à 90° pour un litre d'eau) ; si la douleur est très vive, répéter plusieurs fois par jour (Duclos) ; — applications de glace en permanence — ou se servir de la pommade suivante :

Extrait de ratanhia	1 gr.
Extrait thébaïque	cinquante cg.
Ergotine	1 gr.
Stovaïne	cinquante cg.
Vaseline	15 gr.

A appliquer aussi profondément que possible, plusieurs fois par jour.

Procidence. — Le malade étant couché sur le côté, la cuisse inférieure étendue et la cuisse supérieure fléchie, pratiquer un taxis léger avec les doigts, enduits de *vaseline boriquée cocaïnée* à 3 %. En cas d'insuccès, donner un grand bain chaud prolongé, avant de chercher de nouveau à réduire — ou tenir appliqué, pendant une minute, sur le paquet variqueux, un petit tampon d'ouate hydrophile, imbibé de *solution d'adrénaline au millième.*

Hémorragies. — *Minimes.* — Appliquer un tampon imbibé d'une solution d'*antipyrine* à 1/5 ou de solution d'*adrénaline* au millième.

Abondantes. — Injecter, dans le rectum, la solution suivante *chaude*, à garder :

Chlorure de calcium *cristallisé*	5 gr.
Grénétine	10 gr.
Eau distillée	q. s. p. 150 c. c.

ou donner un lavement de 250 gr. d'eau chaude, contenant deux à quatre cuillerées à soupe d'*eau de Pagliari.*

Comme médication interne *curative*, administrer l'*intrait de marron d'Inde*, en pilules, à raison de deux à quatre milligr. par jour, — ou 20 à 30 gouttes de *teinture*, entre les repas, dans un peu d'eau. Leclerc conseille l'*alcoolature de millefeuille* (XX gouttes trois fois par jour) et l'*extrait fluide de cyprès* (LXXX gouttes par jour).

En dernier ressort, traitement chirurgical.

Hernie étranglée. — Compresses *d'éther* à demeure (Fiessinger).

Comme adjuvant du taxis, sur lequel on ne devra pas insister outre mesure :

Bromhydrate de scopolamine	un cg.
Chl. de morphine	dix cg.
Eau distillée stérilisée	10 gr.

Injecter un demi c. c., soit un demi-milligramme. (Il y aurait paralysie des ganglions moteurs de l'intestin et déplacement des gaz au delà de l'anneau d'étranglement (Luxardo).

Lamblia intestinalis. — Le thymol, le kho-sam, la santonine, l'émétine, la fougère mâle n'ont aucune action sur ce parasite.

Pour venir à bout des formes enkystées, Goiffon et J.-C. Roux ont recours aux injections intra-veineuse de 0,20 cg. d'*arsénobenzoï* pendant trois jours, à renouveler au bout de quelques semaines, après examen des selles.

Le *bleu de méthylène* a donné des résultats variables.

Carle aurait obtenu la disparition des parasites par l'administration de *fleur de soufre*, à la dose de 2 à 6 grammes par 24 heures.

Mégacôlon. — Le mégacôlon non étranglé doit être opéré par la *colectomie* partielle ou totale, suivie de *colorraphie* termino-terminale. Le drainage post-opératoire de l'intestin, et parfois la fixation de la suture, simplifient les suites et donnent un supplément de garantie à la paroi.

En cas d'occlusion aiguë, le procédé de choix est encore la colectomie partielle, ou totale ; en cas de colectomie partielle, l'abouchement des extrémités coliques à la peau est le plus souvent à conseiller.

Occlusion intestinale.

O. chronique. — Alternatives de constipation douloureuse et de débâcles. Au moment des crises de constipation, contractions intestinales souvent perceptibles au palper ou à la vue.

Ne pas attendre la prochaine crise. Examen radioscopique de de tout le tube digestif. Puis, laparotomie exploratrice, qui révèlera un cancer intestinal, un volvulus, une bride, etc.

O. AIGUË. — Coliques violentes, s'accompagnant de gargouillements et de contractions intestinales, à l'examen attentif du ventre.

Ne pas confondre avec appendicite, cholécystite, lithiase rénale, pancréatite dont la douleur est continue, localisée et ne s'accompagne pas de péristaltisme intestinal.

Dans les deux cas, il y a souvent absence de gaz par l'anus, et vomissements. Les vomissements fécaloïdes indiquent qu'il y a occlusion, mais il ne faut pas les attendre pour poser le diagnostic et intervenir.

a) *Le ventre est plat* (ou presque plat), l'occlusion est récente. Pas de lavement électrique, qui fait perdre du temps et se montre rarement efficace. Opération précoce toujours. Pas d'intervention à domicile. Faire transporter le malade dans un milieu chirurgical.

Anesthésie lombaire, qui donne une paroi abdominale « en caoutchouc » et aplatit l'intestin. Pour la rachi-anesthésie, employer soit 85 ou 10 milligr. de cocaïne, soit 6 centigr. de stovaïne, soit 6 centigr. de néocaïne.

Lavage d'estomac dans tous les cas.

Laparotomie médiane, éviscérer tout l'intestin sur des compresses salées chaudes, rechercher la cause : si c'est une bride, la couper, — un volvulus, le détordre, — une invagination, la réduire, — un rétrécissement, faire un court-circuit par anastomose, — une tumeur, faire également une anastomose, mais avec perspective d'une opération secondaire (résection), un mois plus tard.

N. B. — Si l'occlusion aiguë succède à une opération abdominale, faite quelques semaines auparavant pour une affection accompagnée d'infection, les anses intestinales seront agglutinées, l'opérateur doit être prévenu qu'il ne saura pas reconnaître l'obstacle. Dans ces cas, faire une incision iliaque gauche, rechercher l'anse côlique iliaque aplatie, puis l'anse intestinale grêle la plus proche, la plus distendue ; faire avec les deux une iliocolostomie. Refermer le ventre, et mettre dans l'anus une canule rectale à demeure.

b) *Ventre ballonné.* Faire le diagnostic entre occlusion et péritonite aiguë ; se baser sur l'état du *pouls,* sur l'apparition du *ballonnement* qui, dans la péritonite, se fait plus rapidement, plus uniformément et n'est pas précédé de période de coliques. Le *facies* du malade est plus fatigué dans la péritonite. *L'examen* du sang révèle, en cas d'infection du péritoine, de l'hyperleucocytose.

En cas de doute, il n'y aurait pas grand inconvénient à faire une petite boutonnière iliaque droite.

Lavage d'estomac.

Injections de sérum glycosé ou salé, en abondance, dans les aisselles, sous les seins.

Traitement : *Anus contre nature,* placé à droite ; le cæcum est distendu ou il est plat ; dans le premier cas, le fixer à la paroi (cæcostomie) ; s'il est plat, chercher l'anse grêle voisine et distendue, la fixer à la peau, l'ouvrir (entérostomie). Pour éviter l'infection de la peau, badigeonner l'incision à la pommade au collargol (15 pour 100) et mettre dans l'anus artificiel un tube de drainage en verre, qui entraînera les matières dans un récipient placé à côté du lit.

En résumé :

Dans les cas de ventre ballonné, l'opération chirurgicale comprend trois temps :

1° *Création d'une fistule cæcale.*

2° *Laparotomie exploratrice,* un mois plus tard, pour la *recherche de l'obstacle ;*

3° *Fermeture de la fistule,* un mois plus tard.

Quand il s'agit d'un *cancer inopérable,* le premier temps suffit ; quand la fistule se ferme seule, le troisième temps n'est pas nécessaire.

N. B. — La laparotomie exploratrice est indiquée dans *tous les cas* d'occlusion, guérie quelques semaines après la crise qui a déterminé la création de l'anus contre nature.

(D'après Pauchet).

Oxyures. — Ne pas oublier que l'habitat des mâles est l'intestin grêle, d'où l'insuffisance du traitement local : petits lavements *sucrés* ou *salés*, et faire des badigeonnages de la région anale ou ano-vulvaire avec une solution de *nitrate d'argent* à 1 %. On peut remplacer les lavements par l'introduction dans l'anus, chaque soir, d'un suppositoire contenant 0,20 cg. de *calomel*. LEVEN recommande un petit lavement quotidien d'*eau sulfureuse* pendant cinq jours.

Il faut y ajouter le traitement interne des *ascarides* (Voir ce mot), et faire plusieurs cures par an.

Veiller à ce que l'enfant ne se réinfecte pas, en portant les doigts à sa bouche, après s'être gratté l'anus au moment des démangeaisons.

Péricôlite. — On essaiera les *révulsifs*, le *massage* et l'*air chaud*. En cas d'insuccès, conseiller une intervention, qui consistera en une simple *entérolyse*, ou en une *entéro-anastomose*.

Péritonite.

P. LOCALISÉE CHRONIQUE. — (Voir PÉRIGASTRITE, PÉRIHÉPATITE, PÉRICOLITE).

P. GÉNÉRALISÉE OU LOCALISÉE AIGUË. — Appliquer une couche épaisse de *collodion* sur l'abdomen, et une vessie de glace, suspendue à un cerveau. (Ne pas manquer d'interposer de la flanelle entre la peau et la glace). Entourer le malade de boules d'eau chaude. Ne donner, par la bouche, que de l'eau par cuillerées à café, ou des fragments de glace.

Contre les douleurs, les vomissements, et pour immobiliser l'intestin, donner, en 24 heures, dix à quinze pilules de 0,01 cg. d'*extrait thébaïque*, ou faire des injections de cinq milligr. de *chl. de morphine*, jusqu'à 0,03 cg. Contre l'algidité et les menaces de collapsus, faire des injections de *caféine* : 0,25 cg. à 1 gr. — ou d'*huile camphrée éthérée* : 2 à 10 c. c.

L'intervention chirurgicale systématique, suivie d'un *large* lavage à l'*éther* (250 gr.), ou d'une irrigation d'*oxygène*, donne des résultats très encourageants.

Dans la péritonite par *perforation*, elle devra se faire le plus tôt possible.

Dans la *péritonite gonococcique*, COMBY a employé avec succès le *vaccin* de NICOLLE, en injections intra-musculaires : 2 à 5 c. c. de vaccin, mélangé à la même quantité de *sérum artificiel*. Chez l'enfant : 1 à 1 c. c. 5 tous les trois, quatre ou cinq jours.

PÉRITONITE TUBERCULEUSE. — Repos au lit, avec cure d'air et de soleil ; promenades en voiture, bonne alimentation : lait, œufs, purées, viande crue. Saison à *Berck*, en été ; à *Hendaye*, *Arcachon*, *Biarritz*, en hiver ; la mer est contre-indiquée dans les formes fébriles, ou quand la cachexie est avancée.

Localement, compresses chaudes ; badigeonnages *iodés* ou *collodionnés ;* applications de *savon noir* (COMBY). En cas de douleurs : *pommade mercurielle belladonée.*

La *forme fibreuse* est un mode de guérison à respecter, sauf s'il y a obstruction.

La *forme ascitique* tend souvent à la guérison, surtout après *laparotomie* simple.

La *forme ulcéro-caséeuse* est très grave. L'intervention doit être conseillée sans retard.

Polype rectal. — Extirpation.

Prolapsus du rectum. — Traiter la cause (constipation, diarrhée chronique, bronchite) et l'état général. Veiller à la régularité des selles, à leur rapidité et à l'absence d'effort, pendant qu'elles ont lieu. Obliger, au besoin, les enfants à garder la position horizontale.

Comme moyen prophylactique, introduire dans l'anus, deux fois par jour, la pommade suivante, les suppositoires étant mal tolérés :

Extrait de ratanhia	2 gr.
Ergotine	1 gr.
Lanoline	30 gr.

Massage. Pointes de feu légères sur le périnée.

Si ces moyens ne réussissent pas, faire tous les deux ou trois jours, à cinq millimètres de l'orifice anal, et parallèlement au rectum, une injection d'*ergoline* : 0,10 cg. par année d'âge (l'injection est douloureuse) — ou avoir recours au *cerclage de l'anus* (THIERSCH) sous anesthésie locale.

Quand le prolapsus se produit, le réduire avec un tampon d'ouate enduit de vaseline. En cas d'échec, enduire la tumeur avec la pommade suivante :

Vaseline	30 gr.
Chl. de cocaïne	trente cg.
Solution de chl. d'adrénaline au millième	5 gr.

et exercer des pressions latérales pour expurger le sang du bourrelet.

Purgatifs (INDICATIONS DES DIVERS).

CHEZ LES ALIÉNÉS.

Huile de croton	Une goutte.
Savon amygdalin Poudre de guimauve	} àà 1 gr.

(Dujardin-Beaumetz).

Pour dix pilules. Une à deux par jour.

AMÉNORRHÉE PAR REFROIDISSEMENT.

Aloès pulv. Scammonée pulv.	} àà 0,10 à 0,20 cg.

Pour un cachet, à prendre à jeun.

CONGESTION VISCÉRALE OU CÉRÉBRALE. — *Scammonée* : 0,40 cg. à 1 gr. de *poudre* dans du lait — ou 0,30 à 0,60 de *résine* en cachets. — *Aloès* : 0,10 à 0,25 cg. d'*extrait*, en pilules, le soir. — *Jalap* : 0,40 à 0,80 cg. de *résine*, en cachets — ou 0,10 à 0,25 gr. d'*eau-de-vie allemande*. — *Nerprun* : 20 à 40 gr. de sirop.

EMPOISONNEMENTS.

Émétique	0,10 cg.
Sulfate de soude	60 gr.
Eau	1.000 gr.

A prendre par verres.

États péritonéaux. — *Huile de ricin* ou *huile d'amandes douces* (20 gr.).

Dans l'appendicite, après la détente, Talamon conseillait, de demi-heure en demi-heure, une cuillerée à café d'*huile de ricin*, jusqu'à ce qu'une selle se produise.

Foies (Maladies du). — Congestion passive. — Ictère chronique avec augmentation de volume de l'organe. — Cirrhoses au début :

Aloès pulvérisé Savon médicinal	} ãã 0,10 cg.
	(Codex).

ou :

Aloès pulvérisé	0,10 cg.
Gomme gutte pulv.	0.10 cg.
Essence d'anis	0,01 cg.
Miel blanc	q. s.
	(Codex).

Pour une pilule. Une à deux, le soir.

— *Aloïne* : 0,05 à 0,10 cg. en pilules.
— *Calomel* : 0,30 à 0,50 cg. le matin, à jeun. (A ne pas répéter fréquemment.)

Grossesse.

— *Huile de ricin* : 30 gr.
— *Poudre de cascara sagrada* : 0,50 à 0,75 cg.
Pour un cachet. Un, le soir, au coucher.

— *Magnésie lourde* : 5 à 15 gr.
— *Sulfate de magnésie* : 20 à 30 gr.
— *Citrate de magnésie* : 30 à 50 gr.

Maladies fébriles. — Affections génito-urinaires.

— *Sulfate de soude ou de magnésie* : 30 à 50 gr.
A prendre en plusieurs fois, dans de l'eau gazeuse.

— *Phosphate de soude* : 10 à 30 gr.

HYDROPISIE CARDIAQUE.

Eau-de-vie allemande 5 à 20 gr.

Dans un verre d'eau sucrée.

ou :

Eau-de-vie allemande Sirop de séné Sirop de nerprun	ãã 10 gr.

(Dujardin-Beaumetz).

A prendre une fois, avant l'emploi de la digitale.

HYDROPISIE RÉNALE.

Aloès pulv. Gomme gutte Extrait de jusquiame	ãã 0,05 cg.

Pour une pilule. Une à deux, le soir.

MÉTRORRHAGIES. — MÉTRITES AIGUËS.

Huile de ricin : 30 gr.

Purgatifs (CONTRE-INDICATIONS DE CERTAINS).

Séné. — Entérites. Péritonite. Grossesse. Hémorroïdes. Règles abondantes. Prolapsus utérin ou rectal.

Rhubarbe. — Constipation habituelle. Gravelle oxalique ou catarrhe vésical (parce qu'elle contient de l'oxalate de chaux). Hémorroïdes (à cause de la congestion du rectum, qu'elle produit).

Aloès. — Grossesse. Affections utérines chroniques. Périodes menstruelles. Hémorroïdes fluentes. Cystite et hématurie. Prostatite.

Jalap *Scammonée* *Gomme gutte* *Coloquinte*	Inflammation de l'intestin. Etats dyspeptiques. Grossesse.

Dans les AFFECTIONS CHRONIQUES DU TUBE DIGESTIF, les grosses purgations doivent être évitées, à cause de l'irritation qu'elles déterminent, irritation souvent suivie de l'aggravation des symptômes.

Stase intestinale chronique grave. — Si le transit intestinal est trop gêné, on peut créer une voie large de dérivation par une anastomose. Dans la plupart des cas, la *typhlo-sigmoïdostomie* est bien préférable (LARDENNOIS, OKINCZYC) à l'iléo-sigmoïdostomie de LANE.

Lorsque le côlon paraît définitivement altéré, lorsque les adhérences sont trop nombreuses, et à condition qu'il n'y ait pas à craindre une déséquilibration excessive de l'abdomen, on sera amené à pratiquer l'*exérèse* du segment intestinal malade. On exécutera soit la *côlectomie totale*, soit de préférence la *côlectomie sous-cæcale*. Le décollement épiploo-colique permet de pratiquer cette opération anatomiquement, avec la plus grande facilité. Lorsque l'intervention est faite assez tôt et que les indications ont été bien posées, les résultats sont excellents.

Tænias. — Diète ausssi complète que possible la veille de l'administration du médicament.

Contre le *tænia inerme* :

Extrait éthéré de fougère mâle	5 à 8 gr.
Calomel	0,50 cg.

Pour dix bols. Deux, chaque dix minutes.

ou :

Extrait de fougère mâle fraîchement préparé	8 à 10 gr.
Racine de jalap pulv.	0,50 cg.
Sirop simple	30 gr.

(Shilling).

Administrer un lavement, 3 ou 4 heures après.

Chez l'enfant :

Extrait éthéré de fougère mâle 0,30 cg. par an.	
Teinture de vanille	2 gr.
Sirop de térébenthine	āā 25 gr.
Eau distillée	
Gomme arabique pulvérisée	2 gr.

(Vieillard).

Puis, donner de la poudre de *scammonée* (0,05 cg. par année d'âge).

Contre le *Tænia armé* et le *Bothriocéphale*.

Fleurs de kousso	15 à 20 gr.
Eau bouillante	200 gr.

A laisser infuser un quart d'heure, et avaler en totalité, sans filtrer.

Au bout d'une heure, administrer un purgatif : *huile de ricin* ou *eau-de-vie allemande*.

— Ecorce fraîche de racine de grenadier pulvérisée 60 gr.

Faire macérer dans 750 gr. d'eau pendant 6 heures, puis chauffer au bain-marie jusqu'à réduction d'un tiers. Passer. Edulcorer avec :

Sirop de menthe 30 gr.

A prendre en une fois.

Administrer un purgatif, une heure après.

Chez l'enfant, on donnera : de 15 mois à 3 ans, 3 à 10 gr. ; de 3 ans à 5 ans, 10 à 30 gr. ; de 5 ans à 10 ans, 30 à 40 gr. (Marfan).

— Sulfate de pelletiérine	0,25 cg.
Extrait de cachou	1 gr.
(Ou tanin	0,40 cg.)
Eau distillée	15 gr.
Sirop d'écorce d'orange amère	25 gr.

(Brissemoret et Joanin).

A prendre en une fois. (Ne jamais prescrire la pelletiérine chez les enfants. L'éviter dans la grossesse et chez les personnes très nerveuses). Une demi-heure après, administrer un purgatif : *eau-de-vie allemande* ou *huile de ricin.*

Artault conseille un cachet de *thymol cristallisé* de 0,25 cg., à prendre le matin, à jeun, pendant 10 à 12 jours ; s'abstenir de boissons alcooliques pendant le traitement.

On a également prescrit :

Thymol	0,75 cg. à 1 gr.

Pour un cachet n° 3. A prendre d'heure en heure. Une heure après le dernier cachet, prendre 50 gr. de sulfate de soude. Ne prendre aucune boisson alcoolique ou huileuse, susceptible de dissoudre le thymol et de provoquer des accidents syncopaux.

— Teinture de kamala	6 à 10 gr.
Eaux aromatisée à l'anis	120 gr.
Sirop d'écorce d'orange amère	30 gr.

Une heure après, *huile de ricin* ou *eau-de-vie allemande.*

— Semences de courge mondée	80 à 100 gr.
Sucre	20 gr.
Eau de fleur d'oranger	10 gr.
Eau	120 gr.

F. s. a. une émulsion sans passer. A prendre le matin, à jeun, en une fois.

Il est plus pratique de manger simplement les graines, qui constituent une gourmandise pour la plupart des enfants ; chez ceux-ci, en donner 20 à 40 gr. Une heure après, donner de *l'huile de ricin.*

D'une manière générale, ordonner le séjour au lit, après l'absorption d'un tænifuge, surout s'il s'agit de l'écorce de grenadier ou de la pelletiérine.

Aller à la selle sur un vase rempli d'eau tiède, pour que le ver soit soutenu et ne se rompe pas. Si le parasite est expulsé lentement (les anneaux mûrs sortant les premiers), faire sur les derniers anneaux une injection de *morphine.* On voit le parasite anesthésié se dérouler complètement, et la tête est expulsée avec facilité (CHAVANT).

Trichocéphales. — Faire le traitement précédent au *thymol.*

Tuberculose intestinale.

La *tuberculose cæcale* et la *sténose* (par cicatrisation d'ulcération) soit justiciables du traitement chirurgical.

Les autres formes relèvent du traitement général, en évitant la suralimentation et surtout les graisses. Contre la diarrhée, outre les médicaments banals, on aura recours aux infusions de *coto*, et aux agents suivants :

Bleu de méthylène	0.20 cg.
Lactose	0,50 cg.

Pour un cachet. Deux par jour, au milieu des repas.

ou sous forme de lavements à 0,40 cg. par litre, à raison de trois par jour, de chacun un tiers de litre.

— Collargol	1 gr.
Eau distillée	50 gr
Elixir de Garus	30 gr.
Sirop simple	q. s. p. 150 c. c.

Une à deux cuillerées à soupe par jour.

— *Paratoxine* : 5 à 20 c. c. par la voie buccale.
— *Acide lactique* : 3 à 8 gr. par jour.

Typhlite. — Se confond souvent avec l'*appendicite.*

Dans la TYPHLITE STERCORALE (gros boudin dur et douloureux), qu'on doit distinguer de l'appendicite, on conseillera le bouillon de légumes, plutôt que le régime lacté, dans le but de diminuer les fermentations.

Applications locales chaudes.

Lavement huileux — ou 10 à 20 gr. d'*huile de ricin*, chaque matin.

S'il y a fièvre persistante, avec empâtement et œdème de la paroi abdominale, envisager une intervention chirurgicale.

Ulcérations intestinales. — Dues le plus souvent à la dysenterie. On alternera les lavements quotidiens de *nitrate d'argent* à 1 ‰, de *bleu de méthylène* à 1 p. 800, de *créosote*, d'*eau bicarbonatée* à 5 ‰, d'*eau oxygénée* à 15 %, d'*eau boratée* à 10 ‰, de *collargol* à 1/200, d'*eau formolée* à 1 ‰, après lavement évacuateur.

Créosote	2 à 5 gr.
Huile d'amandes douces	q. s. p. dissoudre.
Jaune d'œuf	pour émulsionner.
Eau bouillie tiède	200 à 500 gr.

(Billet).

Pour un lavement à garder.

ou l'on fera, sous le contrôle de la rectoscopie, des pansements avec :

Dermatol	ãã 10 gr.
Carbonate de bismuth	
Craie préparée	
Vaseline	q. s. pour pâte.

(Mathieu).

Lœper a obtenu de bons résultats avec l'*eau benzolée*, à 4 % bien émulsionnée et additionnée de V gouttes de *formol*, — l'*eau sulfatée* (*soude* ou *magnésie*) à 10 ‰ — l'*eau chlorurée* (*magnésium*) à 1,50 ‰ — et avec des lavages (à évacuer de suite) faits au *liquide de Dakin* à 40° à l'aide d'une sonde introduite haut.

Cure à *Châtel-Guyon*, contre les lésions franches — ou à *Plombières*, contre les séquelles et la cœlialgie.

Ulcère peptique du jéjunum. — Se montre quelquefois après la gastro-entérostomie.

Quand les malades opérés continuent à se plaindre d'une douleur ou d'une brûlure bien localisée, correspondant à la bouche anastomatique, insister sur la sévérité du régime alimentaire.

Une fois la lésion produite, une nouvelle intervention est le seul traitement à conseiller.

Vers intestinaux. — (Voir chaque espèce).

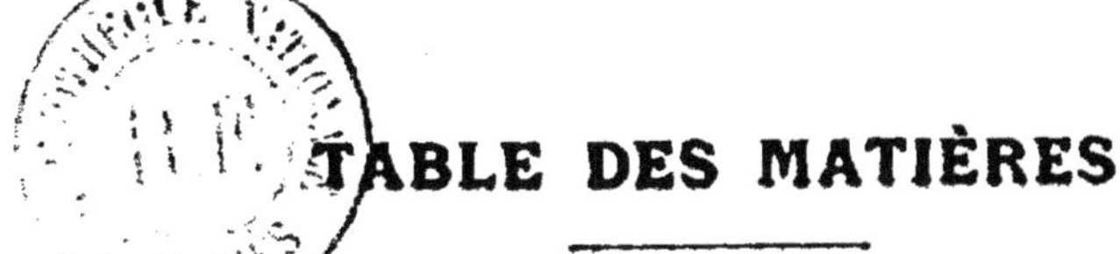

TABLE DES MATIÈRES

Pages

Pages.

Pages.

TABLE DES MÉDICAMENTS NOUVEAUX
OU DES PRODUITS
À APPLICATIONS NOUVELLES

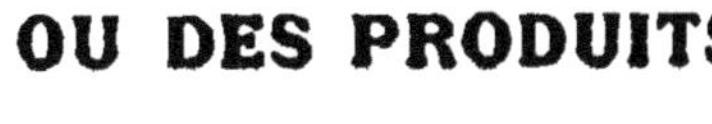

THÉRAPEUTIQUE APPLIQUÉE

La Tricalcine contre les Dyspepsies acides

Tous les praticiens savent que la TRICALCINE a été pharmacologiquement établie dans le but de recalcifier les tuberculeux et de rendre ainsi le terrain organique réfractaire aux proliférations bacillaires. Le succès clinique a pleinement répondu aux espérances de la théorie : des milliers d'observations concluantes peuvent en faire foi. Mais les médecins, qui ont eu recours à ce remarquable médicament, n'ont point tardé à nous signaler les heureux effets secondaires qu'exerce la TRICALCINE sur l'estomac. Ils constatent unanimement que la TRICALCINE favorise, au plus haut point, la suralimentation des phtisiques, en faisant disparaitre les troubles digestifs, dont ils sont coutumiers, dès qu'on cherche à les surnourrir : pesanteurs et gonflements épigastriques, état saburral de la langue, pyrosis, selles fréquentes et glaireuses, urines foncées, forte odeur de l'haleine, torpeur intellectuelle, etc. C'est en combattant les hypersécrétions gastriques et l'état congestif de la muqueuse stomacale ; c'est aussi en neutralisant les fermentations secondaires que l'on voit disparaitre tous les accidents attribués à la suralimentation et s'évanouir ce qu'on a justement nommé le syndrome gastrique de la phtisie.

Dans la cure des maladies de l'estomac, on a beaucoup abusé des ferments et des acides. Jamais on n'abusera des alcalins et surtout des alcalino-terreux du type TRICALCINE, parce qu'ils sont essentiellement amis de l'estomac, modificateurs de la motricicité et de la sensibilité stomacales, calmants de l'irritation et des douleurs gastralgiques, à l'instar d'un véritable pansement pulvérulent qui s'étale sur l'épithélium de la muqueuse.

Point n'est besoin d'être hépatique ou névropathe, pour éprouver, au cours de la digestion, des douleurs intolérables, paroxystiques ; l'acidité exagérée de l'estomac donne lieu, d'abord, à du pyrosis et bientôt fait naître des spasmes dans les fibres musculaires lisses, et parfois même des poussées de gastrite catarrhale avec distension. Les travailleurs intellectuels, les artistes, les sporstmen, les personnes qui commettent constamment des erreurs ou des écarts de régime, celles qui abusent des veilles et des plaisirs, ou qui s'intoxiquent par les apéritifs, les vins fins, les liqueurs, le tabac ou les viandes fortes, connaissent fort bien ces acidités pénibles et ces crampes douloureuses. Elles réclament, à cor et à cris, à leurs médecins, un moyen pratique, qui les délivre de leurs tortures. En leur indiquant la TRICALCINE, à croquer comme un bonbon aux moments des crises, le praticien est assuré d'un réel succès d'estime et de popularité : car il s'agit vraiment d'un moyen fidèle, commode et rapide, de traitement, d'abord palliatif, curatif à la longue.

La TRICALCINE apaise l'irritabilité stomacale, sature l'hyperacidité, dès qu'elle se produit, et triomphe ainsi des digestions pénibles, avec douleurs épigastriques et éructations acides, chez les estomacs les plus surmenés. Le traitement consiste à prendre trois comprimés à l'issue du repas, afin de diminuer l'hypersécrétion chlorhydrique, et trois, quatre heures après, afin de saturer un culot alimentaire résiduel très acide, et de rendre son contact indolore et indifférent au passage de l'anneau pylorique. Telle est la méthode adoptée pour la TRICALCINE, par divers spécialistes du tube digestif. Personnellement, j'ai donné les raisons d'être de cette remarquable, autant que simpliste, thérapeutique, dans mon ouvrage sur les *Maladies de la digestion*

Le bicarbonate de soude, dont usent et abusent les dyspeptiques, a évidemment une valeur anti-acide et calmante, au moins momentanée. Mais la médecine rationnelle doit déconseiller son emploi, nuisible à une muqueuse déjà surexcitée et où s'exagèrent bientôt les fermentations acides, par suite du développement du gaz carbonique et de la formation d'acide chlorhydrique aux dépens des chlorures du sang. La chimie, comme la clinique, nous met en garde contre les méfaits d'un sel inoffensif en apparence. Par l'entretien et par la permanence des sécrétions acides, les dyspeptiques arrivent à vicier irrémédiablement leur chimisme gastrique : tous les médecins observateurs signalent que les malades, abusant du bicarbonate, arrivent graduellement à l'incurabilité. De plus, ils s'amaigrissent, pâlissent, éprouvent des crises de boulimie, appétit morbide, avec soif vive, surtout la nuit. Les brûlures d'estomac deviennent de plus en plus atroces, et s'accompagnent de salivation abondante, régurgitations acides, diarrhée fréquente, clapotage et tout le cortège des complications perturbatrices de la nutrition et de la vie elle-même. On a décrit, d'ailleurs, cette dyspepsie acide permanente, sous le nom de maladie de Reichmann.

Maintenant, si en réglant le régime de vie, si, en supprimant de la table le vin, le thé, le bouillon, les sauces, condiments, fritures, oseille, choux, pâtisseries et autres aliments acides et fermentescibles, le malade a soin de prendre, à la fin du repas, trois comprimés de TRICALCINE, il est bien rare que les crises d'acidité ne se calment pas. Si elles surviennent, même à l'état d'atténuation, il ne faut pas hésiter à croquer, dès que le pyrosis prélude, deux ou trois comprimés, que l'on mâche à fond et qu'on avale ainsi en bouillie salivaire ; les aigreurs sont immédiatement saturées et les phénomènes douloureux se taisent. La bouillie alcalino-terreuse protège efficacement la muqueuse gastrique contre les morsures d'un suc ou d'un chyme hyperacide. De plus, la rétention alimentaire devient difficile, et le transit duodénal se trouve favorisé, avant même qu'aient eu le temps de se faire jour les fermentations secondaires : or, qui ne sait le rôle desdites fermentations dans la pathogénie des entérocôlites et de l'appendicite elle-même ?

La **TRICALCINE** neutralise d'emblée tous les liquides hyperacides, et corrige le taux sécrétoire exagéré d'une chlorhydrie anormale. Non seulement son pouvoir curatif ne s'épuise pas et ne commande que rarement l'élévation des doses (comme il arrive, hélas ! avec les poudres, cachets, pastilles, etc., préconisés jusqu'à ce jour) ; mais la continuité du traitement symptomatique arrive à triompher peu à peu du trouble fonctionnel et à enrayer la lésion qui commençait à poindre. Le dyspeptique est reconnaissant du bien-être qu'il éprouve, étonné et ravi de ne plus ressentir aucun malaise digestif : plus de constriction, torsions ou crampes causées par le « fer chaud » rétrosternal (résultant du reflux gastro-œsophagien) ; plus de rétention alimentaire par spasme pylorique ; plus de réveil nocturne par malaise intense ; plus de pituite matinale par gastrorrhée habituelle..

Inoffensive aux plus hautes doses, la **TRICALCINE** ne saurait que fortifier celui qui en ferait abus. Elle assure l'activité des ferments viscéraux et la suffisance du foie, atténue toujours les flatulences et le météorisme, qui (à moins d'aérophagie névropathique) dérivent toujours du ralentissement digestif avec fermentations anormales. En régularisant les sécrétions, elle réveille aussi le péristaltisme gastro-intestinal, dissipe les borborygmes, l'atonie, l'anorexie, le catarrhe de l'estomac et la tendance de cet organe, lorsqu'il est surmené, à la distension et à la dilatation.

Dr E. Monin

IMP. FONTANA FRÈRES, 3, RUE PELISSIER, ALGER

A LA MÊME LIBRAIRIE

DU MÊME AUTEUR

FORMULAIRE
DE
THÉRAPEUTIQUE CLINIQUE

2e édition, 1 vol. in-18, relié, 544 pages................ 6 fr.

Mémento complet de thérapeutique, renfermant :

Consultations, Régimes, Analyses, Pharmacologie, etc.

LE CONTENU STOMACAL A JEUN A L'ÉTAT PATHOLOGIQUE
ET LES CATARRHES GASTRIQUES

2e édition, 1 brochure grand in-8° 68 pages, 1920....... 5 fr.

ALGER. — IMPRIMERIE ORIENTALE FONTANA FRÈRES

www.ingramcontent.com/pod-product-compliance
Ingram Content Group UK Ltd.
Pitfield, Milton Keynes, MK11 3LW, UK
UKHW020306180726
13839UKWH00001B/381

9 782329 173023